Anweisung

für

Frauenzimmer

die ihrer

Wirthschaft selbst vorstehen wollen

zweytes Stück

vom

Mariniren, Einsalzen und Räuchern der Fische, vom Hausschlachten, vom Kaffee, vom Thee und von der Chocolate.

von

J. G. S.

Zweyte verbesserte Auflage.

Berlin,

bei Arnold Weyer, 1796.

Vom Mariniren.

Eine Beschäftigung, wodurch man vermittelst des Essigs, Pfeffer ꝛc. eine Speise aufbewahrt, wird in der Haushaltung eigentlich nur bey Zubereitung von Fischen gebraucht, wenn man solche eine längere Zeit zum verspeisen erhalten will. Man bedient sich dieses Mittels besonders bey solchen Fischarten, die entweder nicht zu allen Jahreszeiten zu haben sind, oder zu manchen Zeiten theurer bezahlt werden müssen, oder auch von einem Orte nach entlegenen Gegenden, wo dergleichen selten sind, zu versenden. Selbst an Oertern wo fischreiche Wasser und vielerley Fische stets frisch auf den Märkten verkauft werden, finden sich Liebhaber die um der Veränderung willen zuweilen eben so gerne marinirte Fische essen, als andere, die bey dem Genusse des frischen Fleisches eine Abwechselung mit den gepöckelten und geräucherten Fleische machen. Dergleichen marinirte Fische sind demnach nicht allein eine nützliche und zuweilen nothwendige sondern auch auf der Tafel eine angenehme Speise, die man als eine Delicatesse einem Gaste nach andern Gerichten mit vorsetzen kann.

Aale, Barsche, Zärten, Gründlinge, Neunaugen, Heringe, Quappen, Aalraupen, Forellen, Lachs ꝛc., sind die vorzüglichsten Fische, welche man zum Mariniren anwendet.

Nächst dem Essig bedient man sich auch beym Mariniren der Butter und des Oehls. Dieses Mariniren ist aber nicht das einzige Mittel die Fische lange zu erhalten, sondern man kann diesen Endzweck auch durch Räuchern, Einsalzen und das Trocknen erreichen.

Vom Marinieren.

Von diesen letztern Aufbewahrungsmitteln wollen wir in der Folge reden, und hier zuerst von dem eigentlichen Mariniren selbst handeln.

Der Essig, dessen man sich zu diesem Geschäfte bedienen will, muß von vorzüglicher Güte seyn; denn ist die Säure desselben zu schwach, so läuft man Gefahr, daß die Fische schon gleich in den ersten Tagen verderben und ziemlich unbrauchbar werden.

Um so viel wie möglich, dem Umschlagen des Essigs zuvor zu kommen, kochet man denselben zuvor in einem englisch zinnernen oder wenigstens recht stark verzinnten Gefäße ab, und läßt ihn wieder erkalten. Der Essig erhält dadurch die Eigenschaft, daß er sich besser hält, und nicht so leicht umschlägt, weil er dadurch viel von seiner wässerrigten Feuchtigkeit verlieret, und die Säure deshalb stärker wird. Ist man gezwungen, in Ermangelung des Weinessigs, den Bier- oder Fruchtessig zum Mariniren zu nehmen, so ist dieses Hülfsmittel, nehmlich das Abkochen, um desto nöthiger, weil diese beide Arten von Essigen, mit sehr vielen Wasser geschwächt sind, und die Säure daher um desto schwächer ist. Auch enthalten diese Essigarten an sich schon so viel schleimigte Theile, die das Umschlagen befördern. Kann man dahero Weinessig anstatt der erstern haben, so rathe ich jeden an, sich in allen Fällen, lieber des letztern zu bedienen und die Kosten was er mehr gilt nicht zu scheuen, weil man durch die Güte des Essigs und der Gefahr des Verderbens wegen, vielfach wieder entschädigt wird.

Hierdurch ist aber die Vorsorge, wegen des Verderbens der marinirten Fische noch nicht gänzlich gehoben, es ist erforderlich, daß die Fässer, worin dieselben enthalten, nicht nur im Keller oder einem andern recht kühlem Orte aufbewahret, sondern sie müssen auch öfter und wo möglich alle Tage umgekehret werden, damit die Fische stets gleichförmig, von dem Essig befeuchtet erhalten, und nicht oben auf trocken werden und verderben.

Eine andere Vorsicht die man nöthig hat und nicht vergessen muß, bestehet darin: daß in dem Boden

den des Fasses ein Loch gebohret werde, wodurch vermittelst eines Trichters der Essig hinein gegossen wird; in dieses Loch sticht man einen Pflock, den man von Zeit zu Zeit heraus ziehet, und an der Oeffnung riecht, ob der Essig noch scharf oder stechend sauer ist. Findet man dieses, so wird der Pflock wieder hinein gestechen, und das Fäßchen an seinen Ort gelegt; empfindet man aber beym Eröffnen einen matten und nicht sauren Geruch, so eile man den verdorbenen Essig ablaufen zu laßen, und an dessen Stelle das Faß mit recht gut abgekochten und wieder erkalteten Essig, anzufüllen.

Weil indessen durch den erstern umgeschlagenen Essig die Anlage zum Verderben der Fische schon gelegt ist, so verliere man keine Zeit, dieselben so bald als möglich zu verspeisen, denn der nun aufgegossene Essig wenn er auch noch so gut ist, hat doch nicht das Vermögen die Fische noch lange zu erhalten, und würde ebenfalls verderben, wenn auch das Wiederaufgießen des Essigs noch so oft wiederhohlt würde.

Hat man nicht so viel Fische zum Mariniren, als zur Füllung eines Fasses erfodert werden, oder will man nur wenige Stücke mariniren, so bedienet man sich statt eines Fasses, eines Zuckerglases oder andern Topfes. In denselben wird über die Fische ein hölzerner Deckel gelegt, der mit kleinen Stützen befestigt ist, damit er die Fische nieder drücke, und wenn hernach der Essig aufgegossen worden, sie beständig mit demselben bedeckt bleiben.

Anfänglich ist erwähnet, daß das Mariniren entweder mit Oehl oder mit Butter verrichtet werden könne. Bedienet man sich dazu des Oehls, so muß man äußerst sorgfältig seyn, daß das Baumöhl zu diesem Endzweck so frisch als möglich sey, und das Fäßchen an dem kühlsten Orte aufbewahret werde, weil sonst im entgegengesetzten Falle die Fische leicht einen widrigen und ranzigen Geschmack annehmen, und zu einer ungesunden Speise werden.

Will man nun, Fische mit Oehl mariniren, und wählet dazu, zum Beyspiel, Quappen, Forellen,

Aale

Aale ꝛc., so werden die dazu bestimmten Fische der Länge nach aufgerissen, und am Rücken vom Kopfe bis zum Schwanze herunter gekärbt, sodann werden sie gesalzen und auf einer Roste auf Kohlen gebraten, während dessen sie öfters mit gutem frischen Baumöhl bestrichen werden. Beym Braten muß man sich in Acht nehmen, daß die Fische ja nicht anbrennen, denn dadurch würden sie einen widrigen und unangenehmen Geschmack erhalten. Sobald die Fische auf diese Weise gar gebraten sind, werden sie zum Erkalten auf eine zinnerne oder irdene Schüssel hingestellt. Unterdessen wird das zum Mariniren bestimmte Fäßchen auf den Boden und an den innern Seiten rund herum, mit Baumöhl gleichförmig vermittelst eines Pinsels, Lappens oder Feder bestrichen, und der Boden mit Lorberblättern, etwas Nelken, Englischgewürz, Pfeffer, Roßmarinen ꝛc., belegt. Hierauf legt man nun eine Lage von den gebratenen und wieder kalt gewordenen Fischen, auf diesen wieder von den Lorberblättern und Gewürzen, dann wieder eine Lage Fische, und so fährt man abwechselnd mit den Fischen und Gewürzen fort, bis das Fäßchen gefüllet ist. Oben auf aber muß die letztere Lage aus den Lorberblättern und den Specereyen bestehen. Sodann wird das Fäßchen zugeschlagen und durch ein in den Boden desselben gebohrtes Loch guter Weinessig, der, wie anfänglich gesagt worden, zuvor abgekocht und wieder erkaltet, nebst etwas guten reinen und frischen Baumöhl vermittelst eines Trichters aufgegossen, bis das Fäßchen voll ist. Das Loch wird alsdann mit einem Pflock oder Kork verstopft, an einem kühlen Orte aufbewahret, und öfter umgekehrt. Die Fische halten sich nach Beschaffenheit des angewandten Essigs und Baumöhls eine lange Zeit, nur muß man das Fäßchen, wenn Fische herausgenommen werden, immer wieder zuschlagen, um den Zutritt der Luft zu verhindern, oder sie müssen gleich hintereinander verspeist werden

Fische mit Butter mariniren, ist wenig von dem vorigen Verfahren unterschieden. Dazu können Karpfen,

pfen, Aale, Schleye, Karauschen, Barsche, Hechte, Forellen ꝛc. genommen werden. Die Zubereitung ist einerley, nur muß man die Fische mit Schuppen zuvor abschuppen, die kleinen davon am Rücken einkerben, und die großen in Stücken schneiden. Hingegen diejenigen Fische, welche keine Schuppen, sondern nur glatte Haut haben, als z. B., die Aale werden auch zerrissen, und an beyden Seiten den Rücken herunter eingekärbt. Nachdem die Fische also zubereitet worden, salzet man sie, und läßt sie eine kurze Zeit stehen. Wenn sich das Salz durchgezogen, werden sie abgetrocknet, mit Butter bestrichen, und auf der Rost auf Kohlenfeuer, mit der Vorsicht, daß sie nicht anbrennen, gebraten. Dann muß man sie zum Erkalten hinlegen, und unterdessen das Gefäß, worin sie kommen sollen, inwendig mit guten Essig befeuchten, und mit groblich gestoßenen Pfeffer bereiben.

Von Lorberblättern, Rosmarinen, Pfeffer und englischen Gwürz, auch etwas geschnittenen Zitronen-Schaalen, wer davon ein Liebhaber ist, wird auf dem Boden eine Lage gemacht, auf diese legt man eine Lage von den gebratenen und erkaltenen Fischen, auf diesen wieder eine Lage Lorberblätter und Gewürz, dann wieder eine Lage Fische, und so wechselsweise fort, bis die Fische alle sind, und das Fäßchen voll ist. Zuletzt wird der Beschluß oben drauf noch mit einer Lage Lorberblätter und Gewürz gemacht, und das Fäßchen zugeschlagen; durch eine in den Boden gebohrte Oeffnung, wird alsdenn das Fäßchen mit abgekochten und wieder erkaltenen Essig ganz voll gefüllt, die Oeffnung verstopft, und das Fäßchen an einem kühlen Orte auf bewahret. Will man vor dem Verderben der Fische auch hier desto sicherer seyn, so muß man durch die Oeffnung im Boden öfters nachsehen und umhersuchen, ob der Essig noch scharf und nicht verdorben, auch das Fäßchen wo möglich alle T ge umk:hren.

Wer ein Liebhaber von marinirten Forellen und andern dergleichen Fischen ist, kann sich solche auch auf eine geschwinde Art bereiten. Nehmlich, man nimmt die Fische aus, kerbt sie an beyden Seiten, am Rücken, bestreuet sie mit Salz, und läßt sie so ein paar Stunden liegen, dann trocknet man sie ab, bestreicht sie mit Butter und bratet sie auf einem Rost auf Kohlenfeuer, wiederhohlet aber während dem Braten von Zeit zu Zeit das Bestreichen mit Butter, und läßt sie ja nicht anbrennen. Wenn sie dann gar gebraten, bestreuet man sie mit einem Gemisch von groblich gestoßenen Pfeffer, Muscatenblüten, englisch Gewürz und Zitronen Schaalen, besprengt sie hinlänglich mit Weinessig, und giebt sie so in dieser Brühe auf den Tisch.

Wenn man in der Geschwindigkeit frisch marinirten Lachs machen will, so verfährt man auf folgende Weise: Der frische Lachs wird entweder aufgerissen und in Stücken oder sogleich in Schreiben geschnitten, diese werden entweder aus dem Salze gekocht und kalt oder warm mit Essig begossen, oder mit kalten Wasser Sals und Weinessig nebst ein paar Zwiebeln, ganzen Pfeffer und Lorberblättern abgekocht.

Den frischen Aal zu mariniren, kann man sich auch folgender Art bedienen. Dem Aale wird die Haut abgezogen, die Eingeweide herausgenommen, und aufgerissen, jedoch so, das beyde Seiten am Rücken unzertrennt bleiben, den Rückgrad schneidet man herans, und streuet M yran, Timian, Pfeffer, Muscatenblumen und Salz auf den Aal. Man wickle ihn alsdenn auf, nähe ihn in ein kleines Tuch und koche ihn mit Salz und Wasser völlig gar. Hierauf muß der Aal bis er ganz kalt ist, gepreßt und in starken Weinessig gelegt werden. Will man ihn nun zum Essen aufgeben, so wird er zuförderst in Scheiben geschnitten, und so vorgelegt.

Die Gründlinge kochet man in Salz und Wasser, legt sie mit Lorberblättern in einen andern Topf, gießt etwas von dem Salzwasser nebst Essig darauf, und streuet etwas Pfeffer Gewürznäglein darüber.

Mit marinirten Hecht verfährt man auf eine etwas abgeänderte Weise. Die besten dazu sind, die halbpfündigen Hechte. Diese werden zuvor abgeschupt, ausgenommen und auf beyden Seiten von oben herunter gekerbt. Sie werden dann mit Butter bestrichen in Gewürz und etwas Zitronen Schaalen gewälzt oder damit bestreut und langsam auf einer Rost gebraten, während dem Braten tröpfelt man auf der oben liegenden Seite nach und nach guten sauern Essig. Sind sie gar gebraten, läßt man sie erkalten und legt sie lagenweise in einen reinen irdenen Topf. Jede Lage die man hineingelegt, wird mit Essig und damit vermischten reinen frischen Provenceröhl begossen und etwas Kapern darauf gelegt. Dann fährt man so mit der zweyten, dritten, vierten Lage rc. fort, bis der gebratene Hecht alle in dem Topfe liegt. Dann wird ein hölzerner Deckel darauf gelegt und mit einem Gewicht, welches denselben herunterdrückt, beschweret; und so der Topf an einem kühlen Orte oder im Keller gestellet, nach acht Tagen ist der Hecht eßbar und eine angenehme Speise.

Die Neunaugen bestreuet man lebendig mit Salz, und läßt sie sich damit todt laufen, und mit dem Salze eine Weile stehen, wann dann vermittelst eines Tuches der Schleim von der Haut gut abgezogen worden, werden sie auf der Rost gebraten. Nach dem Erkalten packt man sie mit darzwischen gelegten Lorberblättern, Gewürznäglein, Pfeffer und Muscatenblumen in einen Topf oder Fäßchen, legt einen Boden der mit einem Gewichte bescheret wird darüber, und läßt sie so 24 Stunden stehen. Hat man viele Neunaugen um sie lange zu bewahren eingelegt, so nimmt man sie aus dem Topfe und packt sie in ein Faß, oder läßt sie in demselben Fasse worin sie gleich anfänglich eingelegt worden, läßt es zuschlagen, bohret in den Boden ein Loch, wodurch das Fäßchen mit Essig, der abgekocht und wieder erkaltet, vollgefüllt wird. Beym Aufbewahren gebraucht man die oben angeführte Vorsicht, nehmlich öfters nachzusehen und besonders zuweilen zu versuchen, ob der Essig noch gut und unverdorben ist.

Die geräucherten Fische kann man zur Veränderung

auch

auch auf eine Art zubeteiten, daß sie den marinirten ähnlich schmecken, zum Beyspiel:

Der geräucherte Aal wird wenn er marinirt werden soll, einige Tage zuvoi in Weinessig gelegt, sodann auf Kohlen auf der Rost auf obenbeschriebene Weise, entweder mit Butter oder Oehl und Pfeffer gebraten, wavon man ein gutes Sommer- oder Abendessen haben kann.

Will man sich auf eine leichte Art mit Speisefischen durchs Mariniren versorgen, so laße man sie mit Salz und Wasser abkochen, nehme sie aus dem Kessel, lege sie hin daß die Brühe ablaufe und die Fische erkalten. Dann nimmt man einen steinernen Napf oder Reibesatte, legt unten auf den Boden die Stücken und oben auf die ganzen Fische, hierauf wird so viel guter und recht starker Essig gegossen, daß die Fische ganz bedeckt werden, man deckt sie hierauf zu, und bewahret sie an den kühlsten Orte, den man hat. Auf diese Weise erhalten sie sich einige Wochen frisch und wohlschmeckend; sollen sie aber noch länger dauern, so muß von Zeit zn Zeit der Essig abgegossen, und frischer wieder dazu gegossen werden. Der erst abgegossene Essig darf indessen nicht weggeschüttet werden, sondern man gebraucht ihn zu den zuerst herausgenommenen und zu verspeisenden Fischen.

Die Aale, Barsche, Lachs, Wels, Karpfen, Hecht, schicken sich alle hierzu, sie laßen sich wie gesagt, mit ihrem Essig, oder als andere verschiedene veränderte Gerichte vorsetzen. Durch eine Brühe von geschmorten Stachelbeeren erhalten sie einen guten Geschmack, oder man giebt sie mit einer holländischen Sauce, Kapern, Sardellen, eingemachten Champignons rc. Ist man aber kein Liebhaber des Sauern, so können sie sechs bis acht Stunden eingemacht in frischen Wasser eingeweicht werden, um den Essig herauszuziehen, und man richtet sie mit einer Brühe von grünen Erbsen, Zwiebeln, Sellerie, Petersilie, Butter u. s. w. an.

In Ermangelung anderer Fische kann man sich zu allen Zeiten ein angenehmes Gericht von marinirten Heringen machen. Zuförderst nimmt man aus dem gesalsalzenen Heringe allen Rogen und Milch haraus, weil, wenn dieses unterlassen würde, solche hernach einen bittern und unangenehmen Geschmack bekommen würden. Hierauf wässert man die Heringe, und um das Salz gänzlich heraus zu bringen, gießet man alle sechs bis acht Stunden frisches Wasser auf, und das darauf gestandene ab, weil sie, wenn dieses nicht beobachtet würde, einen wasserfaulen Geschmack erhalten. Man wiederhohlt dieses Auf- und Abgießen des Wassers einen Tag und Nacht lang, oder nach Beschaffenheit der Witterung und Heringe noch länger, welches sich so genau nicht bestimmen läßt. Die Hauptsache ist, daß alles Salz ausgezogen sey, und der Hering süß schmecke, wovon man sich durchs Kosten überzeugen kann. Einige wenn sie ihn einen Tag und eine Nacht lang im Wasser zu verschiedenen malen gewässert haben, legen ihn noch einen Tag in süße Milch, und waschen ihn wenn sie ihn herausnehmen, nochmals mit frischem Wasser ab.

Ist er nun auf solche Art zubereitet, und von allem Salze befreyet, so werden kleine Stecken durch die Augen gestochen, und eine Nacht oder bis er den Geschmack des Räucherns angenommen, in den Rauch gehangen und trocken geworden. Hierauf bratet man ihn ganz gelinde ohne Butter und Oehl auf der Rost. Unterdessen belegt man den Boden eines Fäßchens mit Lorberblättern, ganzen Pfeffer, Gewürznäglein, länglicht geschnittenen Zitronenschaalen und Kapern, und hierauf eine Lage von den gewässerten Heringen, die man so fest als man kann nebeneinander auf den Bauch legt, auf diesen wieder eine Lage Lorberblätter und den erwähnten Gewürzen, folgends wieder Heringe und so abwechselnd bis das Fäßchen voll oder die Heringe alle eingelegt sind; nur muß oben auf die oberste Lage aus Lorberblättern und dem Gewürze bestehen. Zuletzt legt man einen Deckel darauf, der um alles herunterzudrücken mit einem Gewichte beschweret wird, und gießet hinlänglich Weinessig, der vorhero abgekocht und wieder erkaltet auf, oder auch wie andere es zu machen pflegen, ein Gemische von halb Wein nnd halb Weinessig, welches beydes zusammen vorhero abgekocht und wieder erkalten seyn muß, ehe es aufgegossen werden kaun.

Das Einpöckeln der Fische,

Ist eine andere Weise sich in der Wirthschaft mit einem Vorrath von Fischen auf eine Zeitlang zu versehen. Zwar haben diese nicht den angenehmen und reizenden Geschmack als die marinirten, es finden sich aber doch auch Liebhaber, welche die gesalzene Fische eben so gerne, als frische essen, und überdem kann sich eine Wirschafts-führerin ja nicht allemal nach eines jeden Verlangen und Belieben allein richten, sondern muß auch in ihrer Oeconomie auf Nutzen und Veränderung Rücksicht zugleich mit nehmen. Zu manchen Jahreszeiten sind mit den Speisen so viel Veränderungen nicht zu machen, als zu andern, und da trift sich der Fall, daß ein Vorrath von Salzfischen ihr öfters aus Verlegenheit helfen kann Provinzen die Mangel an Fischen haben, können sich von andern fischreichen Gegenden, durch dieses Mittel damit versehen, und letzere ihren Ueberfluß andern mittheilen, besonders sind die eingesalzenen Fische in katholischen Ländern zur Zeit der Fasten ein wichtiges Nahrungsmittel, womit großer Handel getrieben wird. Am mehresten bedient man sich des Eingesalzens bey den Seefischen, die am bequemsten auf diese Weise verführt werden können. Darunter gehören hauptsächlig die Heringe, Lachs, Sardellen, Kabliau, Dorsch, Laberdan rc., und unter den Süßwasserfischen wird der Hecht dazu am mehresten angewandt. Die Art und Weise erstgenante Seefische einzusalzen, ist zwar kein Gegenstand der häußlichen Oeconomie, wir wollen also die Art und Weise wie dieses geschiehet hier übergehen, und nur blos des Einsalzens der Heringe erwähnen. Weil diese unter allen Seefischen am meisten und fast in allen Haushaltungen genossen werden, so ist es gut, wenn eine Wirthin weiß wie solche zubereitet werden. Das Einpöckeln derselben geschiehet auf folgende Art: Sobald die Heringe aus dem Wasser gezogen sind, werden sie

sie auf das zu dem Ende ganz rein gemachte Verdeck des Schiffes blos hingeworfen oder in dazu bestimmte Körbe gelegt, und sodann von einigen dazu besonders angenommenen und abgerichteten Leuten, lebendig abgekehlet, und das Eingeweide, außer der Milch und dem Rogen, die immer in dem Fische bleiben müssen, herausgenommen. Diese Arbeit des Abkehlens und Ausnehmens nennen die Holländer, den Hering kaken, und diejenigen, die dieses verrichten, Kaker. Nachdem dieses geschehen ist, so werden die Heringe in süßen Wasser ausgespühlt und ausgewässert, und hierauf von einigen nur inwendig, von andern inwendig und auswendig zugleich, mit Salz bestreuet, auch wohl in große mit Handhaben versehene Körbe gethan, und etliche mal wohl umgeschüttelt, damit sie von dem Salze desto besser und allerorten berühret werden, oder endlich, welches die beste Art ist, in eine Wanne, die mit einer aus Boysalz oder Seesalz und süßen Wasser gemachten scharfen Salzlake angefüllt ist, geworfen. In dieser Lake läßt man sie auf dem Verdeck des Schiffes, an der freyen Luft, wenn anders das Wetter gut ist, zwölf bis funfzehn Stunden lang, auch nach Beschaffenheit der Umstände wohl länger, und rühret sie auch wohl, sonderlich, wenn das Einsalzen auf dem Lande geschiehet, mit Schauffeln etliche mal um, damit die Salzlake desto besser und überall durchdringen möge. Um sie nun endlich vollends zu paken: so nimmt man sie aus dieser Lake heraus, läßt solche abtröpfeln, und nachdem dieses geschehen, so werden sie als dann in die unten mit Salz ziemlich dick bestreuten Heringstonnen eingelegt und zwar ordentlich schichtweise mit allemal zwischen jeder Schicht gestreuten genugsamen Salze; oder wenn der Heringe zu viel sind, nur so durcheinander hin, mit so vielem Salze als eben genug ist, um sie für das Verderben zu bewahren. Bey den Heringschichten wird jede neue Schicht auf die vorige fest aufgedruckt. Das letzere geschiehet nur auf die See und sonderlich bey den ersten Heringen, dahero dann diese Heringe, wenn sie versendet werden oder lange liegen sollen, auf dem Lande umgepackt, in frisches Salz gelegt, und fest eingestoßen werden müssen.

Die-

Dieses Umpacken der Heringe geschiehet unter scharfer obrigkeitlicher Aufsicht, damit die angegangenen Heringe abgesondert und heraus geworfen, und die guten gehörig fest eingepackt und eingestoßen werden.

Unter denen Fischen des süßen Wassers werden die Hechte am häufigsten in Pöckel gelegt. Ehemals wurde damit ein starker Handel an der Oder getriben, jetzt aber da der Absatz der frischen Hechte viel größer ist, wird nicht mehr so viel eingesalzen.

Beym Einpöckeln der Hechte wird folgendergestalt verfahren: wenn der Hecht ausgenommen, und das Blut abgewaschen, so wird er stark mit Salz gerieben. Auf den Boden des Gefäßes, worin der Hecht gelegt werden soll, wird eine Lage von Salz gestreuet, darauf kommt eine Lage von den in Stücken geschnittenen Hecht, dann wieder eine Lage Salz, und so abwechselnd, bis aller Hecht eingelegt ist, dann streuet man obenauf noch eine Lage Salz. Auf diese Art wird im großen verfahren, im kleinen oder in der Hauswirthschaft gehet man mit dem Einsalzen eben so zu Werke, und beobachtet nur, daß die großen Hechte zerrissen und in Stücken geschnitten werden, die kleinen allenfalls auch ganz gelaßen werden können, nur muß die innere Seite durchaus sorgfältig aller Orten mit Salz wohl abgerieben werden, damit keine Stelle übrig bleibe wohin kein Salz gekommen. Die Stücken lege man recht fest und dicht nebeneinander, und verhüte daß keine leere Stellen bleiben, weil diese die erste Gelegenheit geben, daß der Fisch leicht verdirbt. Zuletzt bedeckt man alles mit einem Deckel, welcher mit einem Gewichte beschweret wird.

Außer dem Hechte werden wenige von den andern Fischarten die wir in unsern Gegenden haben eingesalzen, indessen wer damit einen Versuch machen will, kann sich bey andern Fischen, nach eben dieser Anweisung richten.

Die Welse, welche wegen ihrer Größe von den Verkäufern nicht so leicht im ganzen verkauft werden können, werden deshalb von den Fischern in Stücken geschnitten und eingesalzen, um so verkauft zu werden. In manchen Haushaltungen kauft man einen ganzen Fisch,

und

und was nicht sogleich frisch verbraucht werden kann, salzen sie auf angeführte Weise ein. Alle gesalzene Fische müssen ehe sie gekocht werden, zuvor eingewässert und das Salz herausgezogen werden, dann geben sie mit der sogenanten grünen Brühe von Butter und Petersilie, auch mit grünen ausgemachten Erbsen, im gleichen mit Butterbrühe und angeschnittenen Zwiebeln, ein sehr gutes Gericht, dem es so leicht nicht an Liebhabern fehlen wierd.

Dir Caviar ist der Rogen von vielerley Fischen, besonders vom Stör, Sewryugen, Belugen ꝛc., auch an manchen Orten von Karpfen, Hechten ꝛc. Am häufigsten kömmt er aus Rußland, wo er in größter Menge bereitet wird. Weil die mehresten Personen Liebhaber davon sind, und es als eine angenehme Speise und Delicatesse ansehen, so will ich die Zubereitungsart die in Rußland angewandt wird, hier anführen, damit diejenigen, so Belieben daran finden, auch in unsern Gegenden sich von dem Rogen der Karpfen, Hechte, Barsche, Meißfische ꝛc., wenn sie genau darnach verfahren, sich ein ähnliches Gericht verschaffen können; besonders wird es leicht an Oertern nachzuahmen seyn, wo viel Hechte eingesalzen werden, und daselbst eine Menge des Rogens derselben zusammenzubringen ist.

In Rußland hat man zweyerley Caviar. Die eine wird körnigter und die andere Sack-Caviar genant; letztern hält man für den besten.

Der körnigte Rogen wird durch ein grobes Sieb gedrückt, um ihn von den Häuten und Blutgefäßen abzusondern, und darauf in Trögen oder Mulden gesalzen, so daß auf ein Pfund Rogen ein achtel Pfund Salz genommen wird. Hierin läßt man ihn ohngefähr eine Stunde liegen, und schüttet ihn darauf auf dichten Sieben aus, läßt die überflüßige Lake ablaufen, und schlägt ihn in dichte Fässer, welche fest zugespundet werden.

Der Sack oder gerungene Caviar wird, nachdem man ihn von Häuten auf vorhingesagte Art gereiniget hat, auf eine halbe Stunde in starcke Salzlake geweicht, wobey man öfters versuchen und acht haben muß, ob

der

der Rogen, wenn man ihn zwischen den Fingern drückt, noch milchet. Sobald er dieses nicht mehr thut, muß er aus der Lake auf dichte Siebe gebracht werden, und daselbst abtrieffen. Darauf thut man ihn zu zwanzig Pfunden in spitzige Säcke, dergleichen in den Apotheken zum Durchseigen gebraucht werden, die mit dem langen Zipfel an zwey liegende Stangen festgeknüpft und mit Macht gerungen, damit auch die letzte Lake ausgerungen werde; den ausgerungenen Rogen schlägt man in Fässer, und läßt ihn durch einen Kerl, der lederne Strümpfe an den Füßen hat, fest eintreten; worauf die Fäßer zugemacht und wohl getheert werden, damit der Rogen nicht verderbe. Will man sich nun in unsern Gegenden den Caviar oder Rogen von hiesigen Fischen als Hecht, Karpfen rc. zu bereiten, so kann man die erstere oder letztere Weise wählen; jedoch will ich eher daß letztere als erstere Verfahren dabey anrahten.

Man macht dorten auch noch eine ganz schlechte Sorte Caviar, aus dem untauglichin Rogen der todten Fische, den Abgängen und Ueberbleibseln von dem gutem Caviar, allein derselbe wird nicht hieher verführt. Der gute Rußische Caviar hat eine schwarzgrüne Farbe; derjenige aber, der von Hecht= oder Karpfenrogen gemacht wird, ist von einer viel angenehmern und hellern Farbe.

Das Räuchern der Fische,

Ist ein dritter Weg, dieselben vor dem Verderben zu bewahren. Heringe, Schnepel, Aale, Lachs, Hechte rc. sind unter vielen Fisch=Arten die gewöhnlichsten welche dazu angewandt werden, außerdem auch wohl die Aalraupe, Quappe, Schley, Barsch u. s. w. Insgemein werden die Fische die man zu räuchern Willens ist, am Rücken aufgerissen, der Kopf entzwey gespalten, das Eingeweide herausgenommen, und mit Salz, worunter etwas Salpeter gemischt, wohl durchgerieben und ein=

eingesalzen, und ein paar Tage so liegen gelassen. Hierauf nimmt man breite spitzige Spähnchens, spannet den Fisch damit aus, hängt ihn so ausgespannt in den Rauch, und wenn besonders der Aal dergestalt etliche Tage gehangen hat, so umwindet man ihn mit Papier und läßt ihn noch weiter gelinde räuchern. Hernach nimmt man den Fisch aus dem Rauche, und hängt ihn an einen luftigen Orte, daß er zum Theil nachtrokne und zum Theil sich länger halte. Die fetten Fische z. B. den Aal, Aalraupe, Quappe ꝛc. pflegt man insgemein am Rücken aufzureißen; hingegen Hechte, Barsche, Aland und dergleichen, die nicht auf dem Roste gebraten, sondern zum Kochen in Stücken geschnitten werden, reißt man am Bauche auf. Diese letztgenannten werden, wenn das Eingeweide heraus genommen, in zwey ganze Hälften getheilet, ein paar Tage in Salz gelegt, und dann in den Rauch gehangen. Allzulange darf man sie nicht in dem Rauche lassen, sondern sie wieder aus dem Rauche in die Luft hangen, damit sie noch ferner nachtrocknen; sollen sie aber, wozu der Hecht am besten ist, auch Jahre lang dauern, so kann man sie etwas länger im Rauche hängen laßen.

Die Aale räuchert man auch ohne ihre Haut. Zu dem Ende wird ihnen dieselbe zuvor abgestreift, der Aal aufgeschnitten und das Eingeweide herausgenommen. Man legt ihn nachdem er wohl eingesalzen worden, in ein Geschirr, darin er alle Tage umgekehrt werden kann. Alsdann wird er herausgenommen, ganz abgetroknet, und nachdem ihm ein Spieß durch den Kopf gestoßen worden, an einem Ort wo nicht gar zu viel Rauch ist, aufgehangen. Der Rauch wird meist von Sägespähnen, mit Wacholderbeeren vermengt, Tag und Nacht also erhalten. Wenn dann der Aal beynahe seine geräucherte Farbe hat, aber doch noch nicht ganz geräuchert ist, so bindet man um denselben ein Papier, damit er bey der schönen Farbe erhalten werde, und läßt ihn also hangen, bis er recht gut und genug geräuchert ist. Dann nimmt man ihn aus dem Rauche und hängt ihn an einem luftigen Ort, der durchaus nicht dumpfigt seyn darf, auf, denn die Aale sind sehr fett, und dieses Fett nimmt gerne und gleich den üblen Geruch und Geschmack an. Wenn dieser Aal verspeiset werden soll, so muß man ihn zuvor ein wenig wässern, alsdann legt man ihn auf den Rost und bratet ihn.

Die Heringe werden auch in erstaunend großer Menge geräuchert, und sind unter dem Nahmen von Bücklingen allen und jeden bekannt. In Holland werden die hierzu bestimmten frischen Heringe 24 Stunden in Lake gelegt, und wenn sie dann herausgenommen, bey den Köpfen an hölzernen Spießen aufgerichtet und in dazu eigen gebauten Ofen, deren jeder einige tausend Heringe in sich fassen kann, gehänget. Wenn sie in diese Oefen gebracht sind, wird ein Feuer von Weinranken, oder von einem viel Rauch und wenig Flamme gebenden Reißholz darunter gemacht. Hierin läßt man sie bis sie hinlänglich getrocknet und geräuchert sind, welches gemeiniglich innerhalb 24 Stunden geschiehet. Nach dieser Zubereitung werden sie Bücklinge genannt. Sind sie nun vorhero stark gesalzen worden, so werden sie in Tonnen gepackt, und heißen Tonnenbücklinge; sind sie aber etwas weniger gesalzen worden, so packt man sie in Stroh, und dann nennt man sie Strohbücklinge. Die Güte der Bücklinge bestehet darin, daß sie groß, fett, zart, frisch, gut gesalzen, biegsam, von einer Goldfarbe und nicht zerrissen seyn müssen. In Holland nimmt man dazu die besten, an andern Orten aber die schlechtern Heringe die zum ordentlichen Einsalzen nicht für gut erkannt worden, dazu. Die besten fettesten also geräucherten Heringe nennt man Spekbücklinge oder Flickheringe.

In Mecklenburg wird eine große Menge von Bücklingen verfertigt und weit und breit versandt. Daselbst legt man die Heringe, so bald sie aus dem Wasser kommen, in Salzlake, wenn sie darin einige Stunden gelegen, werden sie zu dreyßigen, vierzigen und mehreren an hölzernen Spießen angereihet, hernach in Tonnen oder langen viereckigten dazu von Ziegelsteinen

steinen erbauten ganz offenen, drey bis vier Fuß hohen Oefen reihenweise aufgehängt. Unter denselben wird von feuchtem Holze, Mooß und andern viel Rauch und wenig Flamme gebenden Sachen ein Feuer angezündet, dabey werden die Heringe oben mit Säcken und Tüchern, damit der Rauch nicht so geschwinde verfliege, bedecket. In diesem Rauche bleiben sie einige Stunden, bis sie trocken genug und vom Rauche braun angelaufen sind. Sie werden dann aus dem Ofen genommen, eingepackt und zum Verkauf verführet.

Bey der Aufbewahrung der geräucherten Fische muß man sonderlich dahin sehen, daß sie in den wärmern Jahreszeiten ja nicht in warmen Kammern aufbehalten werden, denn von der Wärme erhalten sie leicht einen galstrigen und thranigten Geschmack. Der Aal, wenn er nicht in einer luftigen, finstern Kammer gehängt wird, wo der Zugang der Fliegen vermieden werden kann, bekömmt leicht Maden. Dieses zu vermeiden darf man ihn nur gegen den Maymonath, gleich wie das geräucherte Fleisch, in recht trockne reine Asche einpacken, dieses schadet ihm so wenig, daß er dagegen desto länger wohlschmeckend erhalten wird.

Vom Einschlachten oder Hausschlachten des Rindviehes.

Das Hausschlachten geschiehet in einer Wirthschaft hauptsächlich und am mehresten darum, daß man von verschiedenem Fleische und Stücken allerley Dauerspeisen im Vorrathe habe, und eine öftere Abwechselung mit den Speisen machen könne. Wenn mancher fragen möchte, ob es auch in einer Wirthschaft vortheilhaft sey, selbst einzuschlachten oder nicht, so kommt es um dieses zu beantworten hauptsächlich darauf an, von welchen Orte die Rede sey; ist es in der Stadt oder auf dem Lande, ziehet man sich sein Vieh selbst zu, und machet es selbst fett oder nicht, oder läßt man es sich von andern mästen, oder muß man es kaufen? Auf dem Lande wo man sich die mehreste Zeit das Schlachtvieh selbst aufziehet, und am wohlfeilsten mästen kann, muß das Fleisch ungleich wohlfeiler zu stehen kommen als in den Städten, aus dieser Ursach wäre es daselbst nicht allein nützlich, sondern die Landwirthin hat auch nicht täglich die Gelegenheit so wie der Stadtbewohner, ihr nothwendiges Fleisch vom Schlächter hohlen zu laßen; und läßt der Landmann auch aus der Stadt zuweilen Fleisch hohlen, so muß er doch stets erwarten, daß ihm das schlechteste geschickt werde, weil der Schlächter seines Vortheils wegen, seine tägliche Stadtkunden besser bedienen wird. Wohnet man in einer Stadt und erhält schlechtes Fleisch, so muß der Schlächter auch erwarten, daß es ihm wieder zurückgeschickt werde, das hat er aber von dem Landmanne, der dieses nicht thun kann, nicht zu erwarten; und überdem hat ein Landmann lange nicht so viel Kosten bey dem Einschlachten seines Viehes, als der Bewohner einer Stadt. Aus diesen und noch einigen andern Ursachen ist es wohl außer Zweifel, daß auf dem Lande das Hausschlachten nicht allein nothwendig, sondern auch mit mehrerem Nutzen verbunden sey als in den Städten. Und muß nicht der Schlächter sein Schlachtvieh von dem Landmanne kaufen, der es sich selbst und gehörig fett machet, und also den Vortheil den der Schlächter haben, und die Kosten die derselbe noch zu tragen hat, selbst genießen kann?

In den Städten ist hingegen das eigene Schlachten mit viel mehr Umständen und Kosten verknüpf. Selbst kann der Stadtwirth sich das Schlachtvieh weder zuziehen, noch mit Vortheil mästen, weil das Futter dazu viel theuerer als auf dem Lande ist, und will er es doch wagen, sich selbst ein Stück Vieh zu mästen, so sind damit und mit der Wartung und Futterung so viel Kosten verknüpft, die ihm das Fleisch unge=

ungemein vertheuern. Das beste für ihn ist also noch daß er sich bereits fettgemachtes Vieh kaufe. Hier muß er dann nun erwarten wie der Einkauf gerathe, welcher, weil er es nicht versteht, öfters übel ausschlägt. Will er das Geschäfte des Einkaufens dem Schlächter allein überlaßen, so kann man es letztern nicht verdenken, da ihm schon durch das Hausschlachten vieles entgehet, daß er nicht allezeit, so viel er kann, auf des Käufers Vortheil wird bedacht seyn. Nun rechne man noch alle die Umstände und Unruhen, die sämtlichen Kosten, Abgaben, die Versäumniß und die Zeit die das Schlachten verursachet, zusammen, so wird wenig oder gar kein Vortheil bey dem Hausschlachten in Städten übrig bleiben. Gesetzt aber, es gestehe jemand ein, daß wenig Nutzen hierbey sey, behaupte aber, daß es auch in der städtschen Hauswirthschaft nothwendig sey, der Veränderung wegen ein Stück Pöckelfleisch oder geräuchert Fleisch ꝛc. im Hause vorräthig zu haben, so kann man sich dieses demohnerachtet doch verschaffen, ohne so viele Kosten und Umstände zu haben, als das Einschlachten erfordert. In dem ersten Theile dieser Abhandlungen ist schon unter dem Titel; vom Einsalzen oder Einpöckeln des Fleisches gesagt worden, daß 3 Pfund eingepöckeltes Fleisch, nicht weiter reichen, als 2 Pfund frisches Fleisch, und daß man bey erstern noch dazu die kräftigen Brühen und andere Vortheile in der Kochkunst verliere, die man bey den letzern hat.

Wenn jemand selbst einen Ochsen z. B. einschlachtet, so wird gemeiniglich der ganze Ochse nach dem Schlachten gewogen, und der Preis des Fleiches darnach berechnet. Die mehreste Zeit wird das Fleisch ohngefähr 1 Gr. 8 Pf. im Durchschnitt zu stehen kommen, auch zu Zeiten mehr oder weniger. Unter diesem Fleische sind denn gute und schlechte Stücken, z. B das Halsfleisch, die Hessen, die vielen Knochen und dergleichen alles mitgerechnet. Zu eben der Zeit verkauft der Schlächter die besten Stücken Rindfleisch zu 2 Gr., ist es aber in der Schlachtezeit, so verkauft er gar, zumal wenn ich vieles mit einmal nehme,

sein

sein Fleisch für 1 Gr. 9 Pf. das Pfund, und man darf weder die Halsstücken, noch die Hessen oder anderes schlechtes Fleisch nehmen. Findet man überdem nicht an einem Orte gutes Fleisch, so gehet man an einen andern. Wenn nun der Schlächter sein Fleisch um 1 Gr. 9 Pf. erläßt, so ist leicht einzusehen, daß ich bey diesem Preise, wenn ich dafür ausgesuchtes Fleisch erhalte, viel besser fahre, als wenn ich selbst einschlachte. Ein jeder der die Vortheile seiner Oeconomie nachrechnet, wird demnach zugestehen müssen, daß es wenigstens eben so gut sey, dem Schlächter 2 Gr. für gutes Fleisch zu geben, als für 1 Gr, 8 Pf. das Pfund, selbst einzuschlachten. Den Nachtheil, daß wenn das Fleisch lange im Pöckel lieget, sehr schwindet und am Geschmack verlieret, nicht einmal zu rechnen. Aus diesen und noch mehrern Gründen erhellet, daß das Hausschlachten, für die Bewohner der Städte, besonders der großen, mit keinem sonderlichen Vortheil verbunden seyn könne.

Dazu kommt nun noch, daß man bey einem Vorrath von Pöckelfleische nicht gewohnt ist kleine Stücken davon auf den Tisch zu bringen, daher wird jedesmal davon vielmehr als vom frischen Fleische gekocht, und eine gute Wirthinn kann dahero ihre gute Eintheilung oder Sparsamkeit hierbey nicht so gut anbringen, als bey dem frischen Fleische,

Will demohnerachtet ein Liebhaber, an Orten wo stets frisches Fleisch zu haben ist, gerne ein gutes Stück Pökelfleisch essen, der kann sich solches immer in kurzer Zeit selbst verschaffen, wenn er sich ein gutes Stück Fleisch von dem Schlächter hohlen läßt, solches in ein Fäßchen einige Wochen im Pöckel legt, und dabey so verfährt, wie ich im ersten Theile dieses Werks Anleitung gegeben habe. Er kann auf diese Weise, so oft es ihm beliebt, allezeit ein gutes wohlschmeckendes Stück Pöckelfleisch auf seinem Tisch haben, das einem andern, welches einige Monate im Pöckel gelegen hat, oder ein schlechtes Stück Fleisch ist, unendlich an Geschmack vorzuziehen seyn wird.

Vom Schlächter Pökelfleisch zu kaufen, will ich nicht

nicht anrathen, weil selbige selten die besten Stücke dazu nehmen, und nur stets dasjenige Fleisch einpöckeln werden, was sie nicht frisch verkaufen können.

Hiermit sey es vom Nutzen und Nachtheil des Hausschlachtens genug gesagt; ein jeder kann darnach beurtheilen, ob es in seiner Wirthschaft vortheilhaft und nothwendig sey, selbst zu gewissen Jahreszeiten einzuschlachten oder nicht.

Ich will nunmehro von demjenigen reden, was beym Einschlachten selbst zu beobachten seyn wird. Die zu diesem Geschäfte schicklichste Zeit ist wohl der Herbst, nicht allein weil alsdenn in den Haushaltungen die mehresten Futtervorräthe, sowohl vom Felde, als aus den Gärten vorhanden, und das Vieh, der wenigern Arbeiter, als im Sommer wegen, besser abgewartet werden kann, sondern auch, weil zu dieser Zeit das Vieh beym Mästen besser zunimmt, und es in Absicht der Witterung, weder zu kalt noch zu warm ist. Indessen geschiehet das Schlachten in manchen Haushaltungen auch wohl kurz vor oder nach Weihnachten, welches man eben nicht als einen Fehler ansehen kann, weil um diese Jahreszeit die Wurstsuppen, Würste und dergleichen besser genutzt werden können, als in den wärmern Jahreszeiten.

Das Rindvieh, so zum Schlachten bestimmt wird, kann auf der Weide oder im Stalle gefüttert seyn, beydes ist in Absicht des Einschlachtens einerley, wenn es nur gut zugenommen hat und nicht mager ist. Man ziehet das kurzbeinigte und tiefbäuchige Vieh, gerne dem hochbeinigten vor, weil man gefunden, daß man wenigstens um ein Drittel Talg und Fleisch vom erstern mehr zu erwarten hat, als von dem letztern. Will man wissen, ob ein Ochse in der Mast zugenommen, so darf man nur die hinterste Ribbe befühlen. Wenn um derselbigen herum alles weich und los ist, so zeigt es an, daß das Thier fleischig ist. Der Theil hinter den Schultern eines Ochsens und der Nabel bey einer Kuh, sind die Oerter, welche man untersuchen muß, wenn man wissen will, ob sie fett sind, oder an Fett zunehmen,

Wer da kann, der hüte sich vor Thieren die mit weißen

Rüben

Rüben, Kohl, Oelkuchen 2c. gefüttert oder gemästet sind, denn das Fleisch nimmt den Geschmack etwas an, oder sie müssen wenigstens drey bis vier Wochen vor den Schlachten, mit andern und bessern Futterarten gefüttert werden.

So viel wie möglich nehme man sich in acht Vieh zum Schlachten zu nehmen, was schon alt ist, oder durch langes Ziehen in dem Joche abgetrieben und steif geworden, noch vielweniger was krank ist. Das Fleisch von solchen Thieren ist so wohl zum Pöckeln als auch zum Räuchern das unschiklichste und allerschlechteste. Indessen wenn ein alter Ochse nur noch ein Jahr vor dem Schlachten geschont werden kann daß er nicht hat ziehen müssen und ist dann in dieser Schonungszeit auf einer guten Weide fett gemacht worden, so ist das Fleisch davon schon um sehr vieles besser. Das fünf und sechsjährige Vieh das niemals gezogen hat, ist das beste, vornehmlich, wenn es auf einer guten Weide fett gemacht worden. Das mit Sorgfalt gepöckelte und geräucherte Fleisch davon, wird dem Hamburger wenig oder gar nichts am Geschmack nachgeben. Wenn aber hierin das Fleisch von jungen Vieh einen Vorzug hat, so muß man dasjenige von älteren Ochsen doch nicht ganz und gar verachten, denn es hat einen herzhaftern Geschmack, liefert bessere und kräftigere Brühen und das Talg, wenn es zu Lichtern angewandt wird, ist nicht so fliessend, als das von dem jungen Vieh. Das Schlachten eines Stückes Rindvieh, pflegt man in Städten durch einen Schlächter und auf dem Lande, wohl mehrentheils durch den Schäfer oder Hirten, oder sonst einen andern der damit umzugehen weiß, verrichten zu lassen.

Dieser Leute ihre ganze Verrichtung bestehet darin daß sie das Thier tödten, ausbluten lassen, die Haut abziehen, die Eingeweide ausnehmen und reinigen und zuletzt nach dem Erkalten das Fleisch in Stücke zerhauen. Alle übrige Geschäfte die noch mit dem Fleische 2c. vorzunehmen sind, verbleiben der Hausmutter zu besorgen. Das erste was diese zu thun hat, ist, daß sie

vor

vor dem Schlachten alle dazu gehörige Gefäße bereit halte, für vorräthiges warmes Wasser ꝛc. sorge.

Wenn der Schlächter die Eingeweide reinigt, so muß man die gröste Aufsicht dabey haben, und besonders dahin sehen, daß der Schlächter Kaldaunen ꝛc. auf das sorgfältigste reinige und putze. Denn es ist zweifelhaft ob sie sich die gehörige Mühe geben und Zeit genug dazu nehmen, wenn man nicht darauf acht giebt.

Hat nun der Schlächter seine Arbeit gehörig vollendet, so fallen die übrigen Geschäfte des Einschlachtens der Hauswirthin zu. Diese hat nun zu sorgen, daß alles dasjenige, was von einem geschlachteten Ochsen oder Kuh, nicht sogleich kann verspeist werden, und verderben würde, gehörig aufbewahret werde.

Von einem geschlachteten Ochsen erhält man die Haut, die Eingeweide, den Kopf, das Fleisch ꝛc. Die Haut, wenn man nicht Gelegenheit hat, sie gleich zu verkaufen, wird getrocknet und dann erst zu Gelde gemacht. Was mit einem jeden der übrigen Stücke vorzunehmen sey, das soll nun eins nach dem andern gesagt werden.

Die Kaldaunen, worunter das Gedärme, Wanst und Magen verstanden wird, pflegen die ärmern Leute, wenn es im Winter und kalt ist, damit es mürber werde und den süßen Geschmack behalte, in der Luft frieren zu laßen. Diese gefrorne Kaldaunen aber halten sich nicht lange, sondern müssen hintereinander verspeist werden, besonders wenn Thauwetter einfällt. Die ärmsten Leute trocknen auch wohl gar die Gedärme, um Dauerspeise davon zu haben, es ist aber eine höchst elende Kost, weil sie durchs Kochen nicht wieder weich werden, und stets einen üblen Geruch behalten.

Hingegen in Wirthschaften, wo man die Kaldaunen nicht sogleich alle frisch verspeisen kann, da werden selbige durchs Einsalzen, eben so wie das Fleisch, aufbewahret. Zu diesem Behuf ist es aber nicht genug, daß sie blos gereiniget werden, sondern sie müssen aucht ehe man sie im Pöckel legt, hinlänglich ausgewässer werden. Die Kaldaunen verderben sehr leicht, daher muß man bey dem Auswässern öfters frisches Wasser, inson=

insonderheit bey gelinder Witterung aufgießen, sonst werden sie wasserfaul. Das wässern setzt man so lange fort, bis das abgegossene Wasser nicht mehr trübe, sondern ganz klar abläuft und nicht den geringsten Geruch von den Kaldaunen hat. Dann nimmt man die Kaldaunen aus dem Wasser, schneidet sie in fingerlange Stücke, damit das Salz und die Lake recht eindringen und die Fäulniß abhalten könne. Daß Salz muß hierbey nicht gesparet werden, und weil man an der weißen Farbe erkennen will, ob die Kaldaunen wohl gereinigt sind, so wird kein Salpeter unter das Salz gemischt. Jedes Stück muß vor dem Einlegen besonders für sich stark mit Salz gerieben, und reichlich damit bestreuet werden, aber in dem Pöckelfleischfasse neben dem Fleische zu legen, schickt sich nicht, man muß sie dahero in einen eigenen Fäßchen allein einpöckeln, und mit einem Deckel und Gewicht wohl beschweret, an einem kühlen Orte aufbehalten. Das Salz durchdringt die Kaldaunen nicht so sehr als daß Fleisch, man darf also nicht fürchten, daß man beym Einpöckeln zu viel Salz nehme, und daß sie beym Verspeisen allzuscharf oder gesalzen schmecken werden, denn das Salz läßt sich durchs Einwässern sehr leicht wieder herausziehen,

Sollen die gepöckelten Kaldaunen gekocht werden, so muß man sie nach dem Wässern mit Wasser aufkochen und verkühlen laßen, dann wieder mit reinem Wasser zum Feuer bringen, und Petersilie zur Gewinnung eines guten Geschmacks, kurz vor dem Wegnehmen vom Feuer, angeschnitten werden; beym Aufgeben aber in der Schüssel, streuet man viel gestoßenen Jngwer darüber.

Frisch werden die Kaldaunen auf verschiedene Weise zubereitet z. B. mit grünen langen Kohl, mit märkischen Rüben, oder mit einer sauren Brühe ꝛc.

Lunge, Leber, Herz und Nieren, werden, wenn sie gekocht, als ein geringes Essen angesehen, man kann aber eine, für manchen angenehme Dauerspeise davon machen, die in Niedersachsen unter dem Namen Lümmel bekannt ist. Die erwähnten Stücke, es sey von einem Ochsen oder einer Kuh, werden zusammen mit Salz

und

und Wasser gekocht, und wenn sie erkaltet, in mittelmäßige Würfel geschnitten. Dann werden drey Metzen gebackne Aepfel und Birnen, auch wohl etwas Pflaumen mit einander gar gekocht, und hierauf Bieressig mit Lorberblättern und gequetschtes Englisches Gewürz nebst anderthalb Quart oder so viel als nötig Rindsblut dazu gethan, daß die Brühe mehr dick als dünne werde. Sobald das Blut nach und nach zugegossen wird, muß alles beständig umgerührt werden, weil es sonst zusammenläuft, und so läßt man alles eine viertel Stunde kochen. Ist nun das Obst und die Brühe gar gekocht, so wird das kleingeschnittene Herz, Lunge und Leber darunter geschüttet, um es damit noch einmal aufkochen zu laßen. Dann schüttet man alles zusammen in hölzerne Fäßchen oder irdene Töpfe und bewahret es an einem kühlen Orte auf. Im Sommer ist es ohnedem nicht anzurathen, sich damit abzugeben, am längsten dauert es in den kalten Herbsttagen und im Winter. Wenn dieses Gericht auf den Tisch gegeben werden soll, muß man es vorher auf Kohlen jederzeit erwärmen.

Das Talg wird zuerst auf einem luftigen Boden getrocknet, und zum Seifenkochen oder Lichtziehen angewandt. Wenn man es zur Seife gebrauchen will, so nimmt man noch die beym Kleinhauen des Fleisches erhaltenen Knochen, und diejenigen, die nicht mit eingesalzen werden, mit dazu. Wenn man es aber zum Lichtziehen anwendet, so thut man wohl, wenn man Hammeltalg mit darunter nimmt. Das Talg zu den Lichtern muß zuvor ausgeschmolzen werden, die dabey zurückbleibende sogenannten Grieben werden unter dem zum Seifekochen bestimmten Fette, geschüttet. Dieses ist von dem Talge des ganzen Ochsens oder Kuh zu verstehen; dasjenige Talg aber, so um oder bey den Nieren sitzt, und Nierentalg genannt wird, thut man nicht dazu, sondern hebt es besonders zum Fettmachen der Gemüse auf. Was bey dem Lichtziehen und Seifensieden zu beobachten ist, darüber wird der Leser auf den ersten Theil dieses Buchs, unter dem Titel: vom Lichtziehen und Seifekochen, nach-

nachzulesen angewiesen. Nur führe ich noch an, daß das Talg von dem alten Ochsen, welcher mit trocknen Futter gemästet worden, am härtesten, und dahero zum Lichtziehen am schicklichsten ist, hingegen liefern die Ochsen oder Kühe, die mit Brantweinstrank fett gemacht worden, das allerweichste Talg, sind sie mit Klee oder Rüben und dergleichen gefüttert, so giebt der Talg übelriechende Lichte, und hat man sie gar mit Oehlkuchen gemästet, so ist der Geruch noch unangenehmer, und nicht viel besser als wenn man Talg von verrecktem Vieh zu den Lichtern genommen hat.

Die Mürbbraten werden am besten frisch verspeiset, und auf verschiedene Weise zubereitet. Wenn sie nicht blos für sich in einer Pfanne gebraten werden, so können sie auch mit einer Sauce auf folgende Weise zurecht gemacht werden: Es werden zu dem Ende die dünnen Häute davon abgezogen, und mit fein geschnittenem Speck gespickt, am Spieß gebraten und fleißig mit Butter begossen. Kurz vorhero ehe sie angerichtet werden, muß man sie begießen und mit feinem Weizenmehl, das mit Salz vermengt ist, bestreuen. Man läßt sie dann am Feuer stehen, so lange bis sie schäumen, begießt sie aber nicht weiter. Die Butter aus der Bratpfanne wird in einen Tiegel gegossen, und dazu ein wenig Weizenmehl, fein gehackte Zwiebeln, und einige Stücke gewässerte und fein gehackte Sardellen gethan. Dieses alles muß zusammen auf Kohlen schmoren. Zuletzt wird etwas weniges Wasser, Essig und Zucker zugethan, und zwar so viel, daß es weder süß noch sauer schmecke; dann gießt man alles durch einen Durchschlag in eine Schüssel, und legt die Mürbbraten darauf, oder die Mürbbraten werden auch geschmoret. Wenn die Häute abgezogen, werden sie gespickt und in eine verzinnte Castrolle oder einen Schmortopf, deren Boden vorhero mit dünnen Speckscheiben ganz kleine geschnittenem Rindernierentalg und etwas gehackten Schallotten belegt worden, gelegt. Denn deckt man alles mit einem Deckel zu, setzt die Castrolle auf einen Drey-

fuß

fuß, worunter gelindes Kohlenfeuer gemacht wird läßt sie so langsam schmoren, und kehret sie dabey zuweilen um. Wird dabey die Brühe zu kurz, so gießt man etwas Wasser oder Bouillon zu, und läßt sie so gar werden. Dann thut man in kreuschende Butter etwas Mehl und feingehackte Zwiebeln, rührt es und läßt es braun werden, gießt etwas Bouillon dazu, beym Feuer in Wasser geweichte Trüffeln, gekochte Morcheln, eingemachte Champignons, und läßt es damit kochen. Zuletzt gießt man etwas Zitronensaft dazu und auch etwas Salz wenn es nöthig befunden wird. Die Mürbbraten werden dann angerichtet, und die Sauce darüber gegossen.

Der Rindskopf bestehet mehrentheils aus Knochen und wenigem Fleische. Weil dieses aus der Ursache nicht zum Päckel oder andern Zurichtungen so vortheilhaft kann gebraucht werden, so pflegt man das Fleisch davon am liebsten zur Sülze oder Preßkopf anzuwenden, Man kochet zu dem Ende einen Rindskopf und einen Schweinekopf in einem Kessel ganz gar, läßt beydes kalt werden, und schneidet das Fleisch herunter nebst daran sitzender Schwarte in Würfeln, vermengt es untereinander mit gehackter Zitronenschaale, Pfeffer, Nägelein, Lorbeeren und Salz. Dieses alles schlägt man in eine reine Serviette, bindet selbige in Gestalt eines runden Brodtes zu, und läßt es in der ersten Brühe vollends gar kochen. Hierauf presse man die Serviette mit dem gargekochten Fleische, vermittelst aufgelegten Gewichts, daß alle Feuchtigkeit herausgehe. Diese Sülze dauert, an einem kühlen Orte aufbewahret, bey kalter Witterung einige Wochen. Sie wird in Scheiben geschnitten, mit Weinessig, kleingehackter Petersilie und Pfeffer gegessen. Zu lange muß man sie aber nicht liegen laßen, denn sonst nimmt sie einen ältlichen Geschmack an. Allenfalls kann man die eine Hälfte in Essig legen, wenn sie recht fest in einen Tuch wieder zusammengebunden worden. Man muß aber auch diese in Essig gelegene Sülze, ehe sie verspeist wird, wieder pressen, um alle Feuchtigkeit herauszubringen, weil sie sonst zerkrümelt und beym Schneiden nicht zusammenhängend bleibt.

Weil das Fleisch vom Halse eines Rindes eben nicht das beste ist, so kann man es zu der Sülze ebenfalls und zugleich auf die Füße die man sonst nicht recht nutzen kann, mit anwenden. Man nimmt dann den Rindskopf und den Hals, läßt es im Wasser gar kochen; in einen andern Kessel legt man vier Pfund fettes Schweinefleisch vom Rücken, und kochet es ebenfalls mit Salz und Wasser gar, ingleichen kochet man auch die Füße ebenfalls für sich allein in Salz und Wasser. Wenn diese weich genug sind, werden sie sauber abgeputzt, die Knochen herausgenommen, und in kalt Wasser geworfen. Das Kopf- und Halsfleisch putzet man ebenfals ab, und schneidet es in kleine Würfel. Von dem Schweinefleische wird die Schwarte abgelöst, und nebst dem Fleische von den Füßen ebenfalls in Würfel geschnitten. Nun schüttet man alles zusammen in einen Tiegel nebst gestoßenem Pfeffer, Ingwer, Muskatenblumen, Nägelein, länglicht geschnittenen Zitronenschaalen, klein gehackten Zwiebeln, fein geriebenen Basilienkraut und Salz: gießt von der Brühe, darin die Füße gekocht worden, so viel, daß es kochen kann, darauf; setzt es auf Kohlen und läßt es insgesamt gut durchkochen. Damit es nicht anbrenne, muß es zwar gerührt werden, jedoch behutsam, damit die Würfel nicht zerrieben werden. Dann nimmt man es vom Feuer, schüttet alles in eine zuvor naß gemachte Serviette, bindet selbige fest zu, und bringet sie unter die Presse. Wenn es kalt ist, wird es unter der Presse hinweg und aus der Serviette genommen. Diese Sülze wird eben wie die vorige in Scheiben geschnitten und mit Weinessig gegessen: oder sie kann auch mit einer Sauce von Mostrich, auf einem Reibeisen abgeriebenen Zitronenschaalen, etwas Zitronensaft und Zucker genossen werden.

Es werden auch Würste von einem Rindskopfe gemacht. Nehmlich man kocht den Kopf mit Wasser gar, nimmt die Knochen heraus, läßt das Fleisch erkalten, putzt es sauber ab und schneidet es in Würfeln.

Unter

Unter diesen mischt man geriebenes oder in Milch geweichtes Brodt. Ein gutes Stück Butter wird heiß gemacht, ein guter Theil fein geschnittener Zwiebeln, etwas darin gebraten und zusammen hinzugethan, imgleichen ein paar Eyerdotter, Salz, ein wenig gestoßene Nägelein und Pfeffer, auch einige Löffel voll Sahne, welches alles auf einem gelinden Kohlenfeuer durchmengt, und ein wenig laulicht gemacht wird. Dieses Mengsel wird in Därme gestopft. Die Brühe worin der Kopf gekocht worden, wird an das Feuer gesetzt, und sobald sie anfängt zu kochen, thut man die Würste hinein, und läßt sie ganz langsam eine halbe viertel Stunde kochen, nimmt sie dann heraus und läßt sie erkalten.

Wenn diese Würste gegessen werden sollen, so läßt man in einer Pfanne Butter über Kohlen gelbbraun werden, legt die Würste hinein, daß sie auf allen Seiten ein wenig langsam durchbraten. Mit dieser Butter richtet man sie an, und drückt den Saft von einer Zitrone darüber. Sie müssen aber, weil sie nicht dauern, sogleich frisch verspeist werden. Auch zum Räuchern sind sie nicht anwendbar, sondern verderben; will man sie aber doch gerne etwas räuchern, so müssen sie nicht länger, als ein paar Tage im Rauche hängen bleiben, und auch auf diese Art angeräuchert sogleich verspeist werden.

Die Rindszungen können sowohl frisch gekocht und auf vielerley Art zubereitet auf den Tisch gebracht, als auch geräuchert werden. Weil sie aber das allerangenehmste geräucherte Stück Fleisch geben, und sehr lange dauern, so ziehet man gemeiniglich die letztern, den frischen Zungen vor.

Bestimmt man die Zungen zum Räuchern, so müssen sie eben sowohl wie das Räucherfleisch, zuvor eingesalzen und in Salzlake gelegt werden. Weil sie durch die Röthe ein schönes Ansehen erhalten, so wird gerne etwas Salpeter mit unter dem Salze genommen. Sollen sie lange dauern, so ist es nöthig, daß sie weit länger als das Räucherfleisch selbst in der Lake liegen. Man kann sie immer einige Wochen darin liegen laßen, weil das Salz sich durch die dicke Haut nicht so leicht hindurch ziehen kann als bey dem Fleische. Sie müssen auch mit der Lake gänzlich bedeckt seyn, oder wenn diese dazu nicht hinreichend ist, öfters darin umgekehrt und mit der Lake begossen werden. Sie müssen auch länger in dem Rauche hängen als das Räucherfleisch, und es ist nicht zu befürchten daß sie zu hart werden, denn ihr Fleisch ist sehr zart und butterhaft, und wenn sie auch von dem ältesten Ochsen wäre, dessen Fleisch jederzeit zähe ist, so werden sie doch nicht zu hart. Wenn die Zungen aus dem Rauche genommen werden, so kann man sie noch eine Zeitlang in einer luftigen Kammer aufhängen und sie darauf in ein trockenes reines Gefäß legen, oder wie bey dem Räucherfleische gesagt worden: in Asche gepackt, vor den Verderben und den Würmern aufbewahren.

Die Ochsenzungen können auf verschiedene Art zubereitet werden, als zum Beyspiel:

Ochsenzungen mit Aepfelsauce. Die Aepfel schälet man, schneidet die Herzen heraus und läßt die nicht allzu großen Stücke mit ein wenig Wasser in einem Tiegel weich kochen, rührt sie dann durch einen Durchschlag, gießt rothen Wein dazu, und mischt geschnittene Zitronenschaalen, gestoßenen Zimmet und Zucker darunter, und läßt es noch etwas kochen. Diese Brühe die dick genug seyn muß, wird dann über die abgekochte, abgezogene und in die Länge geschnittene Ochsenzunge gegossen

Ochsenzunge mit Hambutten. Der gekochten und noch etwas warmen Zunge wird die Haut abgezogen, selbige in der Mitte durchschnitten, und eine gute feine Farce dazu gemacht. Diese wird ein bis anderthalb Finger breit, hoch über die Zunge gelegt und aufgebacken, und zwar so rund und hoch, daß es einer Ochsenzunge gleiche, die mit einem warmen Messer platt an angestrichen, überkerbt, in eine Tortenpfanne gelegt und ein wenig Fett und Suppe dazu gegossen, und damit die Zunge nicht hart werde, läßt man sie unten bey ganz gelindem und oben etwas stärkern Feuer gar und gelbbraun werden. Alsdann kann man trockne oder frische Hambutten nehmen, solche im Wasser dickkochen, durch ein Sieb drücken, und so viel Zucker als nöthig,

ge-

gestoßenen Zimmet, Zitronenschaalen, ein paar Löffel Wein und ein wenig Butter darunter thun, und solches nochmals zusammen durchkochen laßen. Beym Anrichten wird die Zunge unten gelegt und die Sauce darüber her gegossen.

Farcirte Ochsenzunge. Die Zunge wird in Salz und Wasser weich gekocht und die Haut abgezogen. Das Fleisch, welches am Schlunde sitzt wird abgeschnitten, klein gehackt und mit Eyern, Zitronenschaalen, Muskatenblumen, kleinen Rosinen und geriebener Semmel, zu einer Farce gemacht. Man schneidet dann die Zunge selbst in der Länge von einander, leget die Farce auf die von einander geschnittenen Seiten, streicht es mit einem Messer platt an, und wenn sie dann noch mit geschmolzener Butter bestrichen worden, legt man sie in eine Tortenpfanne, machet blos auf dem Deckel Feuer und backet sie braun, die Sauce dazu wird von Butter, braun geröstetem Mehle, Wein, Kapern, Zitronenscheiben, Morcheln, Champignons, Trüffeln und was sonst beliebig, verfertigt.

Man kann auch die Ochsenzungen rösten. Sie werden dazu gekocht, die Haut abgezogen und der Länge nach von einander geschnitten, man kehret sie dann in Mehl um, läßt Butter in einem Tiegel kreuschen, legt sie darin, wendet sie darin öfters um, und läßt sie so braun werden. Nun werden sie in einen andern tiefen Tiegel gelegt, Bouillon, nebst Muskatenblumen, Pfeffer, etwas Nägelein, einigen gewässerten und klein gehackten Sardellen, Kapern und Zitronenscheiben darüber gegossen und damit einkochen laßen.

Man macht auch gefüllte Ochsenzungen. Hierzu werden sie gleichfalls in Salz und Wasser weich gekocht, dann die Haut abgezogen und in der Länge von einander geschnitten. Dann schneidet man das Fleisch heraus, hackt es, vermischt es mit Eyern, kleinen Rosienen, gehackter Petersilie, gestoßenen Muscatenblumen und geriebener Semmel, rührt es wohl durch einander und füllt es wieder in die ausgeschnittene Ochsenzunge; hierauf beschmire man eine Tortenpfanne mit Butter, lege sie hinein, bestreiche die Zungen öfters mit zerlaßene

Butter, backe die Farce braun, mache die vorige Sauce dazu, richte sie an und lege die Stücken Ochsenzunge darauf.

Auch speiset man die Ochsenzungen mit einer sauren Brühe von großen Rosinen, etwas Lorberblättern, Essig und braun geröstetem Mehl, worin die Zungen, wenn sie gar gekocht und die Häute abgezogen, gelegt werden.

Nachdem wir nun von der Anwendung und Aufbewahrung aller derjenigen Stücke, die eine Wirthinn beym Schlachten eines Rindes außer dem Fleische erhällt, geredet haben; so wollen wir nun noch von dem letztern etwas sagen.

Wenn das Schlachten vorbey, das Fleisch in der Luft gehängt worden, und darin wohl abgekühlet, so wird es von dem Schlächter zuletzt in Stücke gehauen, und die weitere Besorgung desselben der Wirthinn überlaßen. Die Menge Fleisch mit einmal frisch zu verspeisen, gehet nicht an, und zudem muß man auch sorgen daß die andern Stücke als Kopf, Lunge, Kaldaunen, Leber ꝛc. zuerst konsumirt werden, daher ist es nothwendig, daß man das Fleisch durch verschiedene Mittel und Wege vor dem Verderben zu erhalten suche. Diesen Endzweck erreicht man durchs Einpöckeln, Räuchern, und das Aufbewahren in Eisgruben ꝛc. Es dauert aber bey allen Aufbewahrungsmitteln nicht gleich lange gut, und bey einigen nur auf sehr kurze Zeit. Am besten wird es durch pöckeln und räuchern vor dem Verderben geschützt.

Nachdem das Fleisch in Stücke zerlegt worden, sondert man sich die Stücke die zu einem oder dem andern Behuf angewandt werden sollen, von einander ab. Es muß das Fleisch, wie gesagt, zwar recht ausgekühlet seyn, aber auch nicht allzulange liegen, denn dadurch würde es sogleich, ehe es noch gesalzen würde, seinen guten frischen Geschmack verlieren; ja das zu späte Einpöckeln ist noch schädlicher als das zu frühe. Denn hat das Fleisch durch langes Liegen einmal einen ältlichen Geschmack angenommen, so sind alle Mittel unzureichend, ihm den verlohrnen guten Geschmack wieder zu geben. Was bey dem Einpöckeln des Fleisches zu beobachten

achten, und wie damit verfahren wird, darüber wird der geneigte Leser auf den ersten Theil dieses Buchs verwiesen. Nur diese halte ich nicht vor überflüßig nochmals zu erinnern, daß man die Knochigten Stücke in einem besondern Fäßchen allein einpöckele und zuerst verbrauche, und daß man das andere Fleisch was nicht sonderlich viel Knochen hat, auch in einem besondern Fasse einpöckle, von beyden aber alleStücke so dicht und fest auf einander packe, daß kein leerer Raum dazwischen bleibe, die Fässer vor der Luft bewahre, und wenn sie zugeschlagen sind, öfters umkehre.

In Absicht desjenigen Fleisches das zum Räuchern bestimmt wird, werden die geneigten Leserinnen ebenfalls auf den ersten Theil dieses Werks verwiesen, woselbst in der Abhandlung vom Räuchern alle Anweisung dazu gegeben worden. Ob es rathsamer oder vortheilhafter sey, mehr Pöckel- als Räucherfleisch oder umgekehrt zu machen, ist wohl nicht zu sagen, denn wenn nicht jemand ein besonderer Liebhaber von einem oder dem andern ist, so ist es wohl in Absicht des Nutzens einerley; nur darin hat das Räucherfleisch einen Vorzug, daß es sich wenn es gekocht wird, länger schmackhaft erhält als das gepöckelte; auch bedarf ersteres wenn es gut geräuchert, nicht mehr so vieler Wartuug und Nachsehens, wenn es, wie im erstern Theile gesagt, gut aufbewahret ist, als das letztere. Zum Räucherfleische, wenn es fürs Gesinde bestimmt ist, darf man eben nicht die besten Stücke Fleisch dazu aussuchen, siehet man aber auf die besten und niedlichsten Stücke, die geräuchert am besten schmecken, so sind unstreitig die Brustkern- und Ribbenstücke die besten dazu, vornehmlich von einem jungen Stück Vieh. Diese Stücke laße man lieber groß als zu klein hauen, nicht nur weil es bequemer ist, weniger Stücke zu räuchern und zu verpacken, sondern auch weil ein großes Stück, wenn es gekocht ist, eine Tafel besser zieret, und öfters kalt aufgetragen werden kann. Auch kann man, wenn man ein großes Stück nicht mit einem male kochen will, solches durchschneiden.

Ein dritter Weg das Fleisch aufzubewahren, ist das Einsäuren desselben. Es wird dabey nicht allezeit auf gleiche Weise verfahren Am gewöhnlichsten legt man einige Stücke Fleisch, die man dazu ausgesucht und von allem Blute gut gereinigt hat, in ein steinernes Gefäß, oder wenn es viele sind, in ein Faß von Eichenholz, und gießt darauf so viel starken Bieressig, daß das Fleisch davon ganz bedeckt ist. Verlieret der Essig seine Stärke, so muß er abgegossen und frischer Essig wieder zugegossen werden, und solches muß man öfter wiederhohlen wenn das Fleisch sich lange erhalten soll. Gemeiniglich nimmt man dazu Stücke aus den Lenden, die man vorhero, damit sie desto mürber werden und auch der Essig mehr eindringe, klopfet; ist das Fleisch aber von einem jungen Ochsen, so kann das Klopfen, zumal wenn es fett ist, auch unterbleiben.

Eine zweite Art, das Fleisch durch Säuren zu verwahren, geschiehet folgendermaßen. Man siedet das Fleisch im Kessel bis es schäumet, wenn das geschehen, nimmt man es aus dem Kessel heraus, reibt es mit Salz und zerstoßenen Wacholderbeeren, und läßt es dann abkühlen. Wenn es erkaltet, wird es in ein Fäßchen gelegt, Roßmarinen, Lorberblätter und Mayran darzwischen gestreut, und so viel Essig mit Wein vermischt darüber gegossen, daß das Fleisch damit bedeckt werde. Wenn es an einem kühlen Orte, wo es nicht frieren kann, aufbewahret wird, so kann es sich an sechs Monathen erhalten. Schöpsenfleisch und Wildpret auf diese nehmliche Weise behandelt, widerstehet eben so gut und so lange dem Verderben als das Rindfleisch. Damit das gesäuerte Fleisch aber nicht beym Verspeisen zu sauer sey, so ist es nöthig, daß es vorhero gewässert werde. Soll aber dann ein Braten gemacht werden, so muß man es nach dem Wässern etwas salzen.

Wenn man das frische Fleisch ohne Salz und blos mit Pfeffer in einem irdenen Topf legt, Weinessig darauf gießt, und es mit einem Gewichte beschweret, so hält es sich auch einige Monathe. Eben

so

so kann man auch mit Hammelfleisch und Wildpret verfahren.

Siedet man das Rindfleisch oder Wildpret in weißem Bieressig, läßt beydes zusammen kalt werden und setzt es in einen kühlen Keller, so erhält es sich viele Wochen. Man muß aber die Knochen alle vorhero heraus nehmen, indem diese sonst verursachen, daß das Fleisch bald verdirbt. Dieses muß man sich überhaupt merken: man mag das Fleisch durch Einlegen erhalten wollen, auf welche Art es sey, so ist die Vorsicht, die Knochen herauszunehmen. unumgänglich nöthig. Die Ribbenstücke und Brustkerne sind deswegen zu diesen Behandlungen durchaus nicht geschickt.

Alles Fleisch was gesäuert worden, sobald es soll verspeist werden, es mag aufbewahret worden seyn auf welche Art es wolle, kann nicht anders als mit einer säuerlichen Brühe zugerichtet werden. Dasjenige Fleisch was man nach der zweyten, dritten oder vierten Weise gesäuert hat, kann, es mag Rindfleisch, Schöpsenfleisch oder Wildpret seyn, sehr gut zu Pasteten gebraucht werden.

An Oertern wo die Milch häufig und nicht theuer ist, kann man selbige auch anwenden um frisches Fleisch verschiedene Tage zu erhalten. Man legt zu dem Ende das Fleisch in einen Topf, und übergießt es gänzlich mit frischer süßer Milch; damit diese aber nicht sauer werde, wird sie öfters davon und frische wieder aufgegossen. Die Milch ist aber schwerlich zu anderm Gebrauch wieder zu nutzen, und kann dahero nur am besten den Schweinen gegeben werden. Schneidet man das Fleisch ehe und bevor man es in die Milch legt, in kleinere Stücke, so erhält es sich desto länger.

In den Eisgruben hält sich in Sommerzeiten das Fleisch, wenn es darin gehängt wird, einige Wochen recht gut, aber an wenigen Orten sind dergleichen vorhanden, deswegen hat man auf andere Mittel gedacht, wodurch man, wenn nicht völlig, doch einigermaßen diesem Mangel abhelfen kann. In kühlen Kellern und Gewölben erhält sich das Fleisch wohl einige Tage, es bleibt aber doch noch wohl einige Tage länger gut, wenn man es in ein recht gut verdecktes Gefäße legt, und mit gröblich zerstoßenem Pfeffer, Ingwer und grünen frischen Brennesseln belegt. Man kann es auch in einem erdenen Topfe legen, denselben mit einem Deckel bedecken, fest verkleben, und so tief in die Erde vergraben. Am längsten erhält es sich, in Ermangelung einer Eisgrube, wenn man das Fleisch in einen irdenen Topf oder hölzernen Gefäß legt, einen Deckel darauf legt, und denselben verpicht oder so verwahrt, daß kein Wasser hinein dringen kann. Dieses so verwahrte Gefäß läßt man in einen tiefen Brunnen vermittelst einer daran befestigten Leinen herunter, an welcher man es, wenn das Fleisch soll gebraucht werden, wieder in die Höhe ziehen kann.

Auch der Zucker hat das Vermögen das Fleisch zu erhalten. Man darf nur von dem schlechtesten oder braunen Farin oder Kochzucker nehmen, und zu demselben auf ein Pfund Zucker vierzehn Loth Wasser nehmen, beydes zu einem starken Syrop kochen, erkalten laßen, und dann davon so viel über das Fleisch, daß man damit erhalten will, gießen, daß es davon bedeckt werde. Wird dieser Syrop nach einigen Tagen dünne, so muß er abgegossen, wieder eingekocht, und wenn er erkaltet. wieder aufgegossen werden. Dieses Abgießen und Kochen wird so lange wiederhohlt als der Syrop auf dem Fleische noch immer dünne wird. Man wird finden, daß sich das Fleisch auf diese Art nicht allein ziemlich lange erhalte, sondern daß es auch einen guten und viel bessern Geschmack haben wird, als das Pöckelfleisch.

Noch hat man, besonders die Seereisenden, ein Mittel, ein Stück gutes Fleisch, zum Beyspiel einen Rinderbraten länger als gewöhnlich, gut und wohlschmeckend zu erhalten. Man wählt zu dem Ende ein gutes Stück Rindfleisch, das so wenige Knochen hat als möglich, dieses laße man wie gewöhnlich recht gut braten, und wenn es vollkommen gar ist, hinlegen und erkalten. Unterdessen nehme man recht gutes reines und frisches Talg, laße es über gelindem Feuer zergehn und überziehe damit den Braten aller Orten etwa eines

hal-

halben Fingers dick, so daß kein unbedecktes Fleckchen bleibe, wo die Luft darauf wirken könne, wenn das Fett geronnen und erkaltet ist; so wird der Braten in Papier gewickelt, und in einem zugedeckten irdenen Geschirre an den kühlsten Ort, den man hat, hingesetzt; Sobald man dann den Braten zum Verspeisen geben will, wird er wieder herausgenommen, am Spieß gestochen und am Feuer gebracht, da dann das Fett durch die Hitze fließend gemacht, herabtränfelt und der Braten zu gleicher Zeit erwärmet wird. Liebhaber die dieses versucht haben, versichern, daß nach vielen Wochen ein also aufbewahrt gewesener Braten eben so gut schmecke, und von einem ganz frischen Rinderbraten nicht zu unterscheiden sey.

Das frische Rindfleisch kann, wenn es gekocht wird, auf sehr vielfache Weise mit allerley Vorkosten und auch auf andere Arten zubereitet wergen, als: mit Erbsen, Bohnen, Graupen, Reiß, Hirse, Rosinen ꝛc. z. B.

Rindfleisch mit Graupen oder Reiß. Das Fleisch und die Graupen oder Reiß wird jedes für sich allein gekocht, und wenn letztere eins oder das andere halb gar sind, werden sie nebst etwas Muscatennuß, Sellery ꝛc. zu dem Fleische gethan und vollends gar gekocht, die Brühe die man hinlänglich verlängert, wird alsdann mit Löffeln als Suppe genossen. Eben so verfähret man auch, wenn man anstatt der Graupen, Linsen und weiße Bohnen dazu kochet.

Kochet man Rindfleisch mit Erbsen oder gebrochenen Erdäpfeln, so wird ersteres auch für sich allein gekocht, und mit Ingwer, Lorberblättern und Roßmarinen gewürzt. Die Erbsen werden auch allein dick gekocht und zerrieben mit der Fleischbrühe übergossen auf den Tisch gegeben.

Rindfleisch mit Hirse kann entweder auf obige Weise, als mit Reiß oder Graupen gekocht werden, oder die Hirse wird für sich allein mit Milch so dick wie die Erbsen gekocht und neben dem Rindfleische für sich allein aufgegeben.

Bey Rindfleisch mit Nudeln muß das Fleisch

besonders ganz gar gekocht werden, und die Nudeln die leicht zu Muß kochen, auch für sich allein; und dann zu dem Fleische wenn es gar ist zugethan. Die Brühe des Rindfleisches verlängert man, damit sie als Suppe diene.

Rindfleisch mit Rosinen. Zu dem gargekochten Fleische wird nach Verhältniß derselben, einige Hände voll großer Rosinen mit etwas Essig, Lorberblättern und braun geröstetetem Mehle hinzugethan, und damit noch einmal aufgekocht. Diese Brühe muß aber nicht zu lang gemacht werden.

Rindfleisch mit Merretich. Das Fleisch muß für sich gar gekocht und keine lange Brühe daran gelaßen werden, dann wird der zerriebene Merretich mit etwas zerriebener Semmel zugethan, und noch ein wenig in der Brühe aufgesotten. Der Merretich muß nicht zu stark kochen, dadurch verlieret er seinen Geschmack; aber auch nicht zu wenig, sonst bleibt er roh, ist nicht schmackhaft und ist zu beißend.

Rindfleisch mit grünen Brech- oder Schnittbohnen. Das Fleisch kann für sich halb gar gekocht, und die Bohnen auch für sich in einem Kessel mit der Fleischbrühe; wenn letztere auch halb gar sind, kann das eben so weit gekochte Fleisch darunter gethan werden, und beydes zusammen vollends gar kochen. Oder man kocht auch jedes besonders gar. Die weißen Bohnen, ehe sie mit der Brühe gekocht werden, zuvor mit Wasser verwelt worden seyn.

Rindfleisch mit Erdäpfel, weißen märkischen Rüben, Pastinack-Wurzeln, Kohlrüben rc., wird alles auf gleiche Weise gekocht. Nehmlich diese Gewächse weil sie sehr bald weich kochen, werden allein, und das Fleisch auch besonders halb gar gekocht, und dann erst zusammen gethan und vollends gar gekocht. Werden die Erdäpfel aber zerrieben, so müssen diese und das Fleisch, jedes besonders aufgegeben werden.

Man macht mit dem frischen Rindfleische auch noch viele andere veränderte Speien, als: aufgewickelt Rindfleisch. Dazu wird die Flachseite von einem Ochsen, worin keine Knochen sind, genommen; imgleichen werden

den von geräuchertem Speck fingerslange und dicke Scheiben geschnitten. Diesen Speck kehret man in gestoßenem Pfeffer, Näglein, Muscatenblumen und Englischgewürz um, legt ihn auf das Rindfleisch, streuet das übrig gebliebene Gewürz nebst Salz und feingehackten Zitronenschaalen darauf, rollet alles auf, umwindet es mit Bindfaden, nähet es in einen Tuch und kochet es in einem Topf in Wasser und Salz. Dabey legt man ganze Zwiebeln, Lorberblätter, ein Stück Ingwer, und läßt alles zusammen gar kochen. Dann nimmt man es heraus, läßt es erkalten und presset es zwischen Brettern. Soll es zu Tische gegeben werden, so schneide man es in Scheiben und gebe es mit Essig und Mostrich auf.

Klops von Rindfleisch ist ein schönes Essen; man muß aber dazu recht gutes Fleisch vom Hintertheile aus der Käule haben. Daraus werden lange, schmale Stücke geschnitten, die man auf beyden Seiten zuerst klopfet, und hernach mit einem Messer das Fleisch von den Sehnen abschabet. Darunter wird dann, klein geschnitene Zitronenschaale, gestoßene Nelken, Pfeffer, ein wenig zerriebene Semmel, fein gehackte Zwiebeln und Sardellen, und zu jedem Pfunde Fleisch zwey Eyer gemischt. Diese ganze Mischung wird dann auf ein Brett ohngefähr von der Dicke eines Pfeifenstiels, gestrichen, und Plätzchens von der Größe oder etwas größer als ein Thaler gemacht. Unterdessen läßt man in einem Tiegel Butter kreuschen, worin man diese Plätzchens nach und nach hineingelegt, zuweilen umkehrt, und so lange darin läßt, bis sie gelbbraun sind. So wie ein Theil gut ist, wird der andere wieder hineingelegt, bis sie alle gut sind. Dann zerläßt man in einer zinnernen Schüssel Butter mit gehackten Sardellen, Muskatenblumen, Zitronenscheiben, gestoßenen Pfeffer, Boullion und Wein, setzt es auf ein Kohlenbecken, deckt es zu und läßt es kochen. Die Plätzchens werden und müssen darin etwas, unter einige malen Umkehren kochen; nur müssen sie, damit sie nicht hart werden, nicht zu lange kochen. Oder man macht auch die vorhin beschriebene Plätzchens vom Fleische ganz fertig, von der

Größe

Grösse einer Semmelscheibe, und durchhackt sie mit einnem Messer. Auf ein Kohlenbecken setzt man eine zinnerne Schüssel mit Butter, worin man, wenn sie zergangen, gestoßene Muskatennus, fein gehackte Zwiebeln, und Heringsmilch zulegt, imgleichen ein wenig Salz, Zitronenscheiben, und fein geschnittene Zitronenschaalen. Nun nimmt man die Fleischplätzchens mit einem nassen Messer von dem Brette, und legt eine Lage davon auf die Schüssel, darauf kleine Stücken Butter und obige Gewürze ꝛc.; dann wieder von den Fleischscheiben, und so abwechselnd bis es alle ist. Dann wird die Schüssel zugedeckt, und man läßt es gelinde kochen. Nach einiger Zeit kehrt man die Fleischscheiben um, deckt die Schüssel wieder zu, und läßt es zusammen gar kochen. Zuletzt gießt man etwas Wein hinzu, und streuet etwas geriebene Semmel darunter.

Geschmortes Rindfleisch. Am besten schicken sich die Stücken von der Unterschaale dazu. Ein solches nehme man, spicke es mit Speck und Zitronenschaale, und lege es eine Nacht in Essig. Den andern Morgen wird der Essig abgegossen und das Fleisch mit Wasser und Salz in einem Schmortopf aufgesetzt, wenn es darin aufgekocht und abgeschäumt worden, werden Ingwer, etliche Lorberblätter und Englischgewürz dazu gethan. Hat es hiermit ohngefähr eine Stunde gekocht, so gießt man Essig zu, wirft einige Zitronenscheiben hinein und läßt es damit schmoren bis es ganz gar ist. Wenn die Brühe nicht semig genug ist, so kann man dieses mit Mehl so mit Butter braun geröstet, mit Pfefferkuchen oder geriebenem Brodte bewerkstelligen. Das Fleisch wird mit Zitronenscheiben angerichtet, die Brühe durch einen Durchschlag gegossen, und das überflüßige Fett davon abgenommen,

Nicht viel ist hiervon das *Bœuf à la mode* unterschieden. Ein gutes Stück Fleisch aus der Keule wird fleißig geklopft. In dasselbe sticht man mit einem Messer verschiedene Löcher, worin man länglichte fingersdicke Stüchen Speck, die in gestoßenem Pfeffer, Nägelein, Englischgewürz und Salz wohl umgekehrt sind. Den Boden eines Schmortopfs bedeckt man mit Spekscheiben,

und

und legt auf denselben das Fleisch und dazu Zitronenschaale, Lorberblätter, Muskatenblumen, Pfeffer, drey bis vier Zwiebeln, und gießt ein paar Löffel Weineßig, eben so viel Wasser und Wein dazu. Ein wohl passender Deckel wird darauf gelegt, und fest mit Papier und Mehlkleister darauf geklebt, und so die Nacht hindurch den Topf auf warmer Asche gestellt. Des Morgens legt man gelindes Kohlenfeuer herum, und läßt es so acht Stunden schwitzen, aber nicht kochen. Eine halbe Stunde vor dem Essen wird der Topf geöfnet, und eine in Scheiben geschnittene Zitrone, und wem es beliebt, auch noch etwas Wein und Essig hineinzuschütten. Die Brühe kann mit braun gemachten Mehl semig gemacht werden. Beym Anrichten muß das überflüßige Fett von der Brühe abgenommen werden.

Bey einem Rinderbraten, den man um acht Uhr an den Spieß gesteckt, zum Feuer bringt, muß, wenn er saftig werden soll, kein Holz sondern nur gelindes Kohlenfeuer gemacht werden, und zwar auch dieses nur erst nach und nach vermehret. Die vorstehenden und den Feuer am mehresten ausgesetzten Stellen, bedecke man zuletzt mit Papier. Wer dieses alles genau beobachtet, wird einen vorzüglich wohlschmeckenden Braten erhalten:

Pudding von Rindfleisch. Drey Pfund Rindfleisch aus der Keule, welchem man von den Sehnen das Fleisch abschabet, werden in eine tiefe Schüssel gelegt. Desgleichen werden drey viertel Pfund Speck in kleine Würfel geschnitten, hinzugethan. Dieses mit acht gut gequirlter Eyern, fein gehakten Zwiebeln und Zitronenschaalen, Salz, gestoßenen Muskatenblumen, Näglein, Pfeffer und zerriebenen Basilienkraute vermischt, dazu gießet man drey Löffel geschmolzene heiß gemachte Butter, rührt es gut untereinander, schüttet es in eine Serviette, bindet sie feste zu und kochet es vier Stunden lang. Zu diesem Pudding macht man eine Sauce, von etwas mit Butter braun geröstetem Weizenmehl und Bouillion, welches mit Zitronenscheiben, Kapern, Muskatenblumen, Pfeffer und einer Zwiebel, zusammen etwas kochen muß. Diese Sauce wird, wenn

der

der Pudding angerichtet wird, darüber gegossen. Es können aber auch Champignons, Mouserons, Morcheln ꝛc., nach eines jeden Belieben mit darunter genommen werden.

Zum Schluße wollen wir, da der Rindermarcks noch nicht erwähnet worden, auch einige Gerichte davon anführen. Nehmlich:

Ein Pudding von Rindermark. Drey viertel Pfund desselben werden mit acht geschlagenen Eyern wohl durch einander gemischt, darunter mischt man drey viertel Pfund abgebrühte und recht fein gestoßene Mandeln, eine Handvoll große und eben so viel kleine Rosinen, ein wenig Salz, die von einer ganzen Zitrone recht klein geschnittene Schaale, und ein Nößel Milch, imgleichen so viel geriebene Semmel, daß die Milch einziehen kann. Das ganze Gemische läßt man etwas stehen, bindet es dann in einer Serviette fest ein, und kocht es wie einen anderen Pudding, bis es gar ist. Die Sauce die man beym Anrichten dieses Puddings darüber gießt, kann man von Kirschenmus, Wein, Zimmet, Zucker und Zitronenscheiben machen, wenn man alles zusammen kochen läßt, und um daß es seimig werde, etwas zerriebenes Brodt darunter mische. Oder man kann auch ebenfalls eine holländische Sauce wenn sie besser gefällt, dazu nehmen.

Die Brühen oder Suppen des frischen Rindfleisches enthalten diejenigen Säfte des Fleisches, welche sich durch Kochen mit Wasser herausziehen laßen, und sind ohne Zweifel der nahrhafteste und gesundeste Theil desselben. Die Brühen können von fast allen Fleischarten und mit Zusatz von allerley Wurzeln, Kräutern ꝛc. verfertigt werden, welche ein geschickter Koch oder Köchinn auf unzähliche Arten verändern kann. Es ist nicht die Absicht dieses Werks eine große Anzahl davon hier anzuführen, sondern wir wollen nur einiger wenigen, wovon das Rindfleisch der Hauptbestandtheil ist, Erwehnuug thun.

Insgemein erhält man die Brühen von Rindfleisch, von denen hier nur allein die Rede ist, beym Abkochen des Fleisches, und da werden sie dann mit verschiedenen Vorkosten, deren wir schon vorhin beym Kochen des frischen

schen Fleisches gedacht haben, als mit Reiß, Perlgraupen, Linsen, Bohnen rc., wozu denn auch wohl verschiedenes Wurzelwerk, Kräuter und Gewürze, als Sellerie, Pastinack, Zuckerwurzel, Spargel, Petersilie, Körbel, Zwiebeln, Muskatenblumen, Muskatennüsse, Ingwer rc. genommen werden, um einen angenehmern und kräftigern Geschmack zu erregen, abgekocht; oder es wird in den bloßen Brühen Brodt- oder Semmelscheiben eingeschnitten, und von erwähnten Gewürzen, Wurzelwerk rc. etwas dazu gethan.

Dieses ist die gemeinste Art und Weise, wie die Rindfleischbrühen, oder vielmehr Suppen zubereitet werden; man verändert sie aber auch, indem man noch Fleisch von verschiedenen Thieren, als Hammel, Kalb, Rindfleisch, Fleisch von Hühnern rc., nebst verschiedenen andern Dingen des Wohlschmacks wegen, zusammen kocht. Es wird aber unter den Wörtern Brühe oder Bouillon und Suppe zweyerley verstanden. Wenn die Brühe vom Fleische mit verschiedenen Wurzeln und so weiter gekocht worden, und letztere nebst dem Fleische wieder abgesondert worden, so nennt man diese klare Flüßigkeit eigentlich Brühe oder Bouillon; bleiben die Wurzeln und Kräuter aber dabey, oder es wird noch geschnitten Brodt Semmel, Vorkosten und dergleichen dazu gethan, so verstehet man darunter Suppe. Andere Suppen, als von Pflaumen, Mehl, Erbsen rc. gehören nicht hieher. Zum Beyspiel wollen wir einige Brühen oder Bouillons anführen, welche ein jeder nach seinem Geschmak abändern kann.

Eine Bouillon von Rindfleisch. Man nimmt ein gutes Stück Rindfleisch und ein Paar gute Marksknochen, imgleichen etliche alte Hühner, Kalbfleisch rc., wäscht alles reinlich aus und thut es zusammen in einen Topf, gießt reines Wasser daran, salzet es hinlänglich, und wirft allerley ganzes Gewürz, als Muskatenblumen, Ingwer, Zitronenschaaleu dazu, setzt es ans Feuer und läßt es zusammen kochen. Sobald es anfängt zu kochen, muß sie rein abgeschäumet, und wenn alle Kraft aus dem Fleische heraus gekocht ist, durch einen Haarsieb begossen werden. Oder man nimmt eine Hammelkeule, davon

das

das Fett abgelöst, einen Kapaun, von dickem Fleisch aus einer Kalbeskeule, in Scheiben geschnittenes Rindfleisch, und wenn man es hat, ein am Spieß gebratenes Rebhuhn, legt es zusammen in einen irdenen Topf, läßt es bey gelindem Feuer mit drey bis vier Quart Wasser so lange sieden, bis die Hälfte davon eingekocht ist, dann seiget man die Brühe durch ein Sieb oder ein leinenes Tuch.

Zur Bequemlichkeit hat man auch noch in neuern Zeiten die troknen Brühen oder Bonillons, oder Brühentäfelchens erfunden. Sie sind im Felde bey Armeen und auf Reisen sehr bequem mit sich zu führen, und man kann zu allen Zeiten und in wenig Minuten eine gute nnd kräftige Brühe davon bereiten.

Man nimmt dazu 12 Pfund recht saftiges Rindfleisch, das weder zu fett noch zu mager ist, einen zerspaltenen Marksknochen, zwey alte Hähne, die sammt den Knochen in einem Mörsel zerstoßen worden, einem Kalbsfuß, ein halb Quentchen Muskatenblumen, ein drittel Quentchen Jngwer, uud eben so viel langen Pfeffer, vier bis fünf Lorberblätter; dieses thut man zusammen in einen irdenen Topf, gießt eine Portion Wasser dazu, deckt den Topf wohl zu, läßt es zwölf Stunden auf einen Kohlenfeuer wohl kochen, rührt es dann und wann wohl um, und verschäumet es; seiget alles durch ein Haarsieb, und läßt es, nachdem man alles Fett rein davon abgeschöpft hat, erkalten. Nunmehro ist es ein Gelée, Dieses setzt man in einen irdenen Topf auf ein Kohlenfeuer, und läßt es gelinde und recht wohl einkochen, bis es dick geworden ist. Sodann schüttet man dieGelée in eine zinnerne Schüssel und läßt sie erkalten, schneidet sie darauf in drey Finger breit und lange Streifen, legt solche in eine irdene Schüssel, und schiebet sie in einen Bakofen aus dem das Brodt herausgenommen, und welcher nicht mehr zu heiß ist, läßt die Striefen in der Schüssel ganz langsam trocknen, und verwahrt sie, in einem besondern Papier gewickelt, an einem troknen Orte. wo sie nicht schimmeln können: so erhalten sie sich Jahr und Tag lang gut.

Will man nun in Eil Suppe daraus machen, so

läßt

läßt man Körbel, Spinat und Sauerampfe in Wasser kochen, bis die Kräuter gar geworden, setzt alsdenn so viel davon, als zwey gute Suppenteller ausmachen, in einem andern Geschirre über Kohlenfeuer, und thut von den Täfelchen ein Loth hinein, schüttet etwas von gestoßenen Muskatenblumen, nebst dem gehörigen Salze hinzu rührt es so lange um, bis das Stük von Täfelchen geschmolzen ist, und läßt alsdann alles ohne weiteres Umrühren nur einmal aufkochen und anrichten. Diese Suppe schmeckt überaus wohl und angenehm, ist von röthlicher Farbe und sehr nahrhaft.

Vom Schlachten der Kälber.

Eigentlich gehörte dieses noch wohl zu dem Schlachten des Rindviehes; da diese Abhandlung aber schon an sich lang genug geworden, so däucht es uns besser, daß wir beydes von einander trennen. Das eigene Schlachten der Kälber ist den Einwohnern einer Stadt wohl nicht so nachtheilig als das Hausschlachten der Ochsen und der Kühe. Denn erstlich darf er nicht so viel Geld mit einem male dazu anwenden, zweytens kann in einer einigermaßen ansehnlichen Wirthschaft ein geschlachtetes Kalb immer schon verzehrt werden, bevor man Gefahr läuft, irgend etwas davon durchs Verderben zu verlieren und drittens ist ein Kalb unter den vierfüßigen Thieren in Absicht des Schlachtens eins der nützlichsten Thiere, weil in einer Haushaltung alle Theile desselben genutzt werden können. Dem Landmanne welcher nicht immer Gelegenheit hat, frisches Fleisch aus den Städten zu bekommen, ist das eigene Schlachten eines Kalbes um so mehr vortheilhafter, da er die Kosten und Vortheile die der Schlächter hat, und von dem er das Fleisch doch kaufen müßte, sich selbst zueignen kann, und dahero das Kalbfleisch zum allerwenigsten um den dritten Theil wohlfeiler hat, als er es einkaufen kann.

Das Schlachten der Kälber läßt man in der Wirthschaft

schaft jederzeit durch einen Schlächter verrichten. Derselbe tödtet es durch einen Stich, ziehet es ab, reinigt das Fleisch, die Eingeweide, die Füße, den Kopf rc., und überläßt es so der Hauswirthinn. Um zu zeigen wozu Diese jedes Stück eines Kalbes anwenden könne, wollen wir eins nach dem andern anführen.

Von dem Blute macht man hier keinen Gebrauch, in Italien aber wird es nicht weggeworfen. Es wird daselbst aufgefangen, wenn es noch warm ist, würflicht geschnittener Speck darunter gemischt, und so läßt man es erkalten. Wenn damit ein Fricassee gemacht werden soll, setzt man es in Stücken geschnitten mit Salz und Wasser ans Feuer, thut Wein, Weinbeersaft, Weinessig, Zwiebeln, Gewürz, Zitronenschaalen, Lorberblätter und andere gute Kräuter dazu, und richtet es so ordentlich an.

Das Kalbfell pflegt man an die Lohgerber oder Weißgerber zu verkaufen, woraus selbige allerley Leder zu verfertigen wissen.

Der Kalbeskopf wird sobald das Kalb geschlachtet ist, mit Haut und Haar abgeschnitten und in kaltes Wasser geworfen, damit das Blut sich herausziehe. Dann wird der Kopf mit den Haaren in Wasser am Feuer gesetzt und gekocht. Wenn er eine Weile gekocht hat, nimmt man ihn heraus und schabet die Haare mit der obersten dünnen Haut worin die Haare stecken, nicht aber die dickere untere Haut, ab. Hierauf putzt man ihn mit einem Messer vollends sauber ab, und er kann dann auf verschiedene Weise, entweder für sich allein oder mit den Beinen zusammen zubereitet werden, als z. B.

Mit einer Spekbrühe. Man wässert den also zubereiteten Kopf allein, oder mit den Füßen zusammen, und kochet ihn dann mit Salz und Wasser gar. Hernach stellet man ihn zum Auskühlen hin, sticht ihm die Augen aus, reißt die Kinnbacken los, putzt von dem Gaumen die weiße Haut herunter und bricht alle Zähne, bis auf den hintersten oder Milchzahn aus. Von den Füßen werden die Haare auch rein abgeputzt. Dann läßt man Butter in einer Castrolle zergehn, rührt etwas

Mehl

Mehl darunter und läßt es auf dem Feuer castanienbraun werden, von beyden so viel als man genug zu haben glaubt; würzt es mit Ingwer und Pfeffer, legt den Kopf und die Füße darin, und läßt es kochen. Unterdessen bringt man geschnittenen und gerösteten Speck an den Kalbeskopf, schneidet aber auch Speck und Semmel würflicht, und rührt es durch einander. Wenn man dann den Kopf anrichtet, legt man die Füße außen herum, bringt die geröstete Semmel und den Speck darauf und streuet Ingwer und Pfeffer darauf.

Oder man macht eine Sauce von fetten in Würfeln geschnittenem Spek, welchen man in einen Tiegel über Kohlenfeuer braten läßt. Dann thut man einen guten Theil gehackte Zwiebeln dazu, rührt es um und läßt die Zwiebeln damit weich braten, hierauf wird Essig und etwas Wasser dazu gegossen, gestoßener Pfeffer, Englischgewürz, Zucker, Zitronenscheiben, große und kleine Rosinen, abgebrühte und länglicht geschnittene Mandeln, geriebener Pfefferkuchen und geriebenes Brodt dazu gethan, dieses alles läßt man zusammen kochen und rührt es einige mal um. Anstatt des Pfefferkuchens und Brodtes, kann man auch braun geröstetes Mehl darunter nehmen. Von dem gargekochten Kalbeskopf muß man dann unterdessen die Kinnbacken und Zähne losmachen, die Gaumen abputzen, die Zunge herausschneiden und in der Länge von einander spalten. Den Kopf legt man nun, wenn man ihn aufgebrochen und in zwey Theile getheilt hat, in eine Schüssel. In jeden halben Kopf legt man die Hälfte des Gehirns, so daß die platte Seite oben komme, uud streuet auf dasselbe gestoßenen Pfeffer und Salz. Aus den Füßen macht man die Knochen heraus, legt sie nebst der Zunge an die Seiten des Kopfes und gießet die Sauce darüber.

Es kann auch der Kalbeskopf mit Muscatenblüthe zubereitet werden. Wenn derselbe, wie vorher gesagt, gereinigt und abgekocht worden, so legt man ihn in einen Tiegel, und gießt Fleischbrühe die man mit Muskatenblüthe und Ingwer würzt, darüber; man salzt es hinlänglich, legt ein Stükchen Butter dazu, und läßt alles kochen, bis die Brühe etwas dik wird, dann richtet man ihn an, und streuet noch Muscatenblüthe und Ingwer darüber.

Auf gleiche Art macht man Kalbskopf mit Majorran. Wenn der Kalbskopf in eine Castrolle gethan mit Muskatenblüthe, Ingwer und Pfeffer gewürzt worden, ein Stück Butter zugelegt und etwas geriebene Semmel, damit die Brühe seimig werde, zugethan ist, so läßt man ihn damit nochmals etwas kochen. Unterdessen reibet man trocknen Majoran durch einen Durchschlag, und schüttet davon ohngefähr einen Löffel voll in die Brühe. Wenn alles wieder eine Weile gekocht hat, so kann man den Kopf anrichten.

Angeschlagener Kalbeskopf wird folgendermaßen bereitet. Wenn man ihn wie vorhin gesagt worden, gekocht, abgeputzt und abkühlen lassen, so nimmt man ein Stük Kalbsbraten, hackt es mit einen halben Pfunde Nierenstollen klein, stößt es mit ein geweichter Semmel und 4 oder 5 Eyern in einem Mörsel durcheinander, würzt es mit Muskatenblüthe, Ingwer und Salz, und gießt, wenn es zu dick ist, etwas Sahne darunter. Den Kalbskopf legt man in eine Tortenpfanne, bestreicht ihn mit Eyer und schlägt die gemachte Farce nach Verhältniß eines Kalbeskopfes daran, streicht es mit einem warmen Messer platt, bestreicht ihn mit Eyern und übergießt ihn mit Butter; wenn man noch hierüber geriebene Semmel gestreuet hat, so läßt man ihn in einem Bakofen goldgelb bakken. Eben so können auch die Füße angeschlagen, und wenn der Kopf angerichtet wird, damit garnirt werden.

Es kann auch der Kalbeskopf gebraten werden. In den rein gemachten und im Wasser und Salz abgesottenen Kopfe macht man beym Halse an der Hirnschale ein kleines Loch, wodurch das Gehirn heraus genommen werden kann. Dann sondert man die Haut und Adern von dem Gehirne ab, zerrührt es, mischt weißes in Schmalz geröstetes Brodt wie auch Rosinen, Mandeln und Eyer darunter, füllt den Kopf damit wieder an, bindet ihn zu, stekt ihn am Spieß, und schmieret ihn öfters mit Butter. Zuletzt kann man

man ihn mit geriebener Semmel oder geriebenem Brodte bestreuen. In drittehalb Stunden ist er gar und kann angerichtet werden, wobey man ihm in dem Maule und Augen Lorber = oder Roßmarinen=sträußchen stecket, und so zu Tische bringt.

Das Kalbsgehirn kann für sich folgendermaßen bereitet werden. Man nimmt das Gehirn von einigen Köpfen, kocht es mit beliebigen Gewürzen, und wenn es halb gar ist, wird es in Stücken, die so groß als eine Welsche Nuß sind, geschnitten; diese werden in geklopften Eyern umgewälzt, mit recht zarten Semmelkrumen bestreuet und gebacken, so dann in eine Schüssel gelegt und mit Zitronensaft angerichtet.

Die Kalbeszunge kann auch auf verschiedene Weise zubereitet werden. Gemeiniglich wird sie weich gesotten, die Haut abgezogen und dann auf der Rost abgebräunet, oder in geschmolzener Butter geröstet, auch nach Belieben eine Brühe darüber gemacht, oder auch kalt zum Salat auf den Tisch gegeben. Ferner kann man sie auch als ein Ragout, oder mit brauner Sauce zurichten oder füllen, oder am Spiße braten. Imgleichen macht man auch Kalbszungen = Pasteten, Kalbszungen = Torten und dergleichen mehr, welches wir, um nicht zu weitläufig zu werden, übergehen müssen.

Die Kälberfüße können gebraten werden. Zu dem Ende werden sie in Salz und Wasser gar gekocht und alle Knochen herausgenommen. Wenn sie kalt sind schneidet man sie von einander und macht einen dicken Teig von Eyern, Milch, Mehl, Zucker und etwas gestoßenen Muscatenblumen, kehret darin die Füße um, backt sie in abgeklärter Butter und giebt sie so zu Tische. Oder man richtet sie auch, wenn sie gekocht sind, mit einer sauern Brühe an.

Das Kälbergekröse kochet man in Wasser und Salz gar, suchet alle Drüsen heraus, legt es in einen Tiegel, gießt von der Brühe darin es gekocht worden, dazu, imgleichen ein gut Theil Butter, in Stücken geschnittene Sellerie, gehakte Petersilie, etwas gestoßene Muscatenblumen, läßt es insgesammt kochen, und damit die Brühe seimig werde, rührt man zuletzt geriebene Semmel darunter.

Das Kalbsgeschlinge, wozu der Schlund, die Lunge, Leber, Malz und Herz gerechnet, kann jedes für sich oder zusammen zugerichtet werden. Im letztern Falle kochet man alles zusammen einmal mit Wasser auf, läßt es verkühlen, schneidet es in mittelmäßig große Stücken und kocht es sodann meist gar. Dann zerläßt man Butter in einem Tiegel, bratet darin eine klein geschnittene Zwiebel, wirft geschabte Petersilie, geriebene Semmel, Muskatenblumen und Pfeffer dazu, und läßt die Brühe damit kurz einkochen. Oder wenn das Geschlinge in Salz und Wasser gekocht hat, schneidet man es in Stücken und hackt es klein, thut es nebst einer gehakten Zwiebel, Zitronenschaale, kleinen Rosinen, Butter, gestoßenem Pfeffer, Muskatenblumen, etwas Weinessig, und von der Brühe worin es gekocht ist, in einen Tiegel, läßt es damit einkochen, und wirft, damit es seimig werde, zuletzt etwas geriebene Semmel daran.:

Wenn man aber die Lunge, Leber 2c. jedes besonders zubereiten will, so ist die gemeinste Zubereitungsart der Kalbslunge folgende. Man läßt sie mit Salz und Wasser gar kochen, nimmt sie heraus, schneidet sie in Stücken, wirft sie in einen Topf, thut Butter, geriebenes Brodt, Ingwer, Pfeffer' geschnittene Zwiebeln und Essig hinein, gießt etwas von der Brühe worin sie gekocht worden dazu, setzt alles wieder ans Feuer und läßt es zu einer seimigen Brühe kochen.

Nicht viel unterschieden ist auch die Weise, wenn die Kalbslunge gehackt, mit Petersilie, oder sauer mit Zwiebeln zubereitet werden solte. Ich denke nicht nöthig zu haben das Verfahren zu beschreiben, da eine gute Hauswirthinn oder Köchinn solches schon aus Erfahrung selbst wissen wird.

Man kann aber auch die Kalbslunge rösten. Sie wird zu dem Ende, wenn sie in halb Wasser und halb Wein gesotten, in Stücken geschnitten. In einer Pfanne macht man unterdessen Butter heiß, legt die

die Lunge darin, richtet sie in einer Schüssel an, und streuet Ingwer darauf, oder macht eine Sauce darüber.

Die andern Zubereitungen der Lunge wollen wir übergehen und der Zurichtungen der Kalbsleber erwehnen. Man hat deren vielerley, wir wollen dahero nur einige derselben erwehnen, als:

Kalbsleber in einem Netze gebacken. Man hackt eine oder zwey Lebern ganz klein, vermischt sie mit eingeweichter Semmel, würzt sie mit Ingwer und Pfeffer, und rührt dieses zusammen auf Kohlenfeuer, mit einem Stücke Butter ab. Dann vermengt man es mit einem halben Pfunde in Würfeln geschnittenen Spek nebst einem viertel Pfunde kleinen Rosinen, und salzt es. Sollte es zu dik sein, so schlägt man drey bis vier Eyer, und ein paar Löffel voll Milch dazu. Unterdessen bereitet man man ein Kalbesnetz über Pfanne die mit Butter bestrichen worden, schüttet die abgerührte Leber darauf, deckt den übrigen Theil des Netzes darauf, steckt ein paar Spieler durch, und läßt sie so in einem heißen Backofen gar backen. Oder man kann die Leber auch kochen, hart und kalt werden laßen, reibt sie dann auf ein Reibeisen klein, mischt Spek, gehakte Petersilie, kleine Rosinen, Schnittlauch, geriebene Semmel, Eyer, Milch, Ingwer, Pfeffer und Salz darunter; rührt alles durcheinander, schlägt es in ein Netz und läßt es wie das vorige backen.

Gebackne Kalbsleber macht man auch noch auf andere Arten. Die Lebern werden in Scheiben geschnitten und eingesalzen, eine Weile hingelegt, hernach mit der Hand abgestreift, mit einem Tuche getrocknet und dik mit Mehl bestreuet. Ferner schmelzt man Butter, legt die Lebern hinein und läßt sie braun backen. Ueber diese so gebackene Lebern kann man dann verschiedene Saucen machen, als z. B. Man macht über dem Feuer in einem Tiegel etwas Butter braun, rühret Mehl darunter, und läßt es gleichfalls kastanien braun werden, gießt Brühe, Wein und Essig daran, würzt es mit gestoßenen Nelken, Ingwer, Zitronenschaale und Zucker, damit die Brühe mehr süß

chen,

als sauer schmecke, und läßt es so mit einander kochen, bis die Brühe dick wird, gießt dann noch ein paar Löffel voll zerlaßener Butter dazu. Beym Anrichten wird die Brühe in die Schüssel gegossen, die Leber herum gelegt und alles mit Zucker bestreuet. Anstatt dieser kann man noch verschiedene andere Saucen, als mit Sardellen, mit Zwiebel = Sauce ꝛc. daran machen.

Gedämpfte Kalbslebern. Man durchziehet die Lebern mit groben Spek, läßt in einem Tiegel Butter braun werden, bestreuet die Lebern mit Mehl, legt sie in die Butter und läßt solche auf beyden Seiten braun werden. Alsdann gießt man Brühe darauf um sie damit ein wenig zu kochen, thut ein paar Löffel voll Wein und ein paar Zwiebeln dazu, und würzt sie mit Ingwer, Pfeffer und Zitronenschaalen. Ist die Brühe zu dünn, so muß sie mit Mehl verdickt werden. Die Zwiebeln nimmt man dann wieder heraus, legt die Lebern in die Schüssel, gießt die Brühe darüber und bestreuet sie mit geriebener Semmel. Wer den Geschmack von Knoblauch liebt, kann neben dem Spek ein ganz wenig desselben, hin und wieder mit in die Lebern hinein stecken.

Es wird auch ein aufgelaufener Koch von Kalbslebern gemacht, Zwey Kalbslebern werden am Feuer gar gekocht: man legt sie dann zum Erkalten hin, und reibt sie auf einem Reibeisen. Das geriebene thut man in eine Castrolle, schlägt etliche Eyer daran, und reibt alles über Kohlenfeuer durcheinander, bis die Eyer gar geworden. Man thut es hierauf in einen Reibenapf, schlägt zwölf Eyer darüber, gießt dazu zerlaßene Butter und rühret es zusammen wieder ab. Je mehr hierbey gerührt wird, desto schöner wird dergleichen aufgelaufener Koch werden. Hierauf werden wieder zehn bis zwölf Eyerdotter darauf geschlagen, und alles nochmals, eine viertel Stunde gerührt; dann wirft man Gewürz und anderthalb Pfund Zucker dazu, rührt es dann zuletzt noch eine Weile wohl durcheinander, schüttet den Teig in einen mit Butter wohl bestrichenen Reif, streichet ihn oben auf recht glatt,

glatt, und backt ihn in einem Ofen oder in einer Tortenpfanne gar. Er muß so warm wie möglich aufgegeben und gegessen werden, denn kalt ist es ein unangenehmes Essen.

Der Kalbsmagen kann entweder gekocht oder gefüllt zubereitet werden. Im erstern Falle wird er sauber gereinigt, gewaschen, und mit Wasser einige Stunden gekocht, bis er weich ist, alsdann muß man ihn salzen, herausnehmen, erkalten und trocknen laßen. Ferner läßt man Butter in einer Pfanne zergehn, röstet darin den Magen, legt ihn in eine Schüssel, streuet Ingwer darauf, und macht eine Brühe darüber.

Wenn aber der Magen gefüllt werden soll, so muß man ihn zwar reinigen, putzen und waschen, aber nicht aufschneiden. Zum Füllen hackt man Rindsmark und Kalbfleisch, vermischt es mit geriebener und in Butter geröstеter Semmel, würzt und salzet es, schlägt einige Eyer daran und rühret alles durch einander. Mit Milch oder Fleischbrühe kann man dieses Gemische verdünnen, wenn es zu dicke seyn sollte. Hiermit füllet man nun den Magen, und läßt ihn, wie den vorhergehenden, kochen.

Das Kälbergekröse, worunter der Magen, die Därme ꝛc. gehören, kann verschiedentlich zugerichtet werden. Es muß von dem Schlächter, wenn es ausgenommen wird, aufgerissen, gut abgeputzt, gereinigt und gewaschen werden. So zubereitet wird es dann ein wenig gesalzen und mit Wasser zum Feuer gesetzt, aber nicht allzuweich gekocht. Man kann es dann mit Muskatenblumen und Ingwer würzen, legt ein Stück Butter daran, rühret ein wenig Mehl darunter und richtet es an.

Es kann auch das Gekröse mit Majoran zugerichtet werden. Es wird dazu gekocht, geschnitten und in einer Castrolle aufs Feuer gesetzt, geriebene Semmel, Ingwer, Pfeffer, Majoran und Salz, nebst einem Stück Butter daran gethan. Man läßt es damit so lange kochen, bis die Brühe dicke wird. Außerdem kann das Kälbergekröse mit Rahm-Sauce gemacht werden. Es wird auch farßirt, und Pasteten davon gemacht.

Es

Es können auch Würste von Kalbsgekröse verfertigt werden. Ein oder zwey Gekröse werden gekocht, und wenn sie abgekühlet, ganz fein gehackt; dazu mischt man ein halb Pfund würflicht geschnittenen Spek nebst gehöriger Menge Muskatenblumen, Ingwer, Saffran, eingeweichter Semmel, gehackter Petersilie, kleinen Rosinen, genugsamen Salze und fünf oder sechs Eyern, rühret es alles durcheinander und macht davon Würste.

Die Kalbsnieren pflegt man gemeiniglich an dem Kälberbraten sitzen zu laßen, und sie damit mit zu braten; sie können aber auch für sich allein auf verschiedene Weise zubereitet werden. Die Köche machen davon Torten, so wohl von gebratenen als gekochten Nieren, Pasteten und andere Gerichte mehr. Wir wollen nur eins dieser Gerichte anführen, nehmlich:

Gebackne Kalbsnieren. Man nimmt eine gebratene kalte Niere, hackt sie nebst dem daran sitzenden Fette ganz klein, rühret es in einer Schüssel mit vier oder fünf Eyern einigen Löffel Sahne, etwas Muskatennuß und ein wenig Salz durcheinander, legt es rund und etwas hoch auf Semmelscheiben, macht es mit einem Messer eben, und kerbt es etwas. Diese Scheiben bakt man dann in einer Tortenpfanne, unter welcher nur unten heiße Asche und oben allein Kohlenfeuer seyn muß, und giebt es, wenn sie gar gebacken, warm auf den Tisch.

Bis hieher haben wir die Anwendung, der beym Kälberschlachten erhaltenen Eingeweide, Füße, Kopf rc. gezeiget; das hauptsächlichste was nun noch übrig ist, ist das Kalbfleisch selbst. Dieses ist das verdaulichste und gesundeste unter allen Fleischarten sowohl für gesunde als kranke Personen, besonders sind die davon erhaltenen Brühen vortreflich. Die besten Kälber die man zum Einschlachten wählen sollte, sind diejenigen, die vier bis sechs Wochenalt sind, uud keine andere Nahrung als Milch genossen haben. Kälber die unter vierzehn Tage alt sind, haben schlechtes, schleimiges Fleisch, uud sollten zu schlachten, durchaus verbothen werden. Nachdem das Futter der Mutter des Kalbes gewesen, ist auch das Fleisch des Kalbes beschaffen, denn

wenn

wenn diese bey bloßem Stroh und Heu ihr Kalb säugen soll, so wird das Kalbfleisch jederzeit, zumal wenn es sehr jung ist, schlecht und röthlich ausfallen. Je länger aber ein Kalb gesogen, und je besser die Milch die es erhalten hat, desto weißer und von bessern Geschmack wird das Kalbfleisch befunden werden. Es muß hieraus aber nicht die Folge gezogen und erwartet werden, daß je älter das Kalb, desto besser werde auch immer das Fleisch; sondern es hat auch seinen Zeitpunkt, von wo an, wenn die Kälber älter werden, der feine Geschmak des Kalbfleisches wieder annimmt, uud dasselbe halb wie Kalbfleisch und halb als Rindfleisch schmecket.

Wenn man ein Kalb hat schlachten laßen, so ist es nothwendig, daß man über die Anwendung und Benutzung des Fleisches, so wie über die andern Stücke nach Beschaffenheit der Größe seiner Wirthschaft überlege, wir eins nach dem andern zu verbrauchen, und was nicht sogleich kann verbraucht werden, auf zu bewahren sey. Das Geschlinge, Gekröse, Kopf, Füße 2c., müssen nothwendiger Weise zuerst consumirt werden, und wie diese alle auf verschiedene Weise zubereitet und genutzt werden können, haben wir zuvor angezeigt. Das Kalbfleisch läßt sich durch Salzen nicht so aufbewahren als das Rindfleisch. Frisch darf man es im Sommer nicht viel über zwey Tage, und im nicht Winter über vier Tage hängen laßen, jedoch kömmt vieles zu diesen Zeiten auf den Grad der Hitze und Kälte an. Man kann zwar besonders die Keulen wohl räuchern oder salzen, es geben aber beyde Verfahrungsarten ein schlechtes unschmakhaftes Fleisch, indessen ist das geräucherte dem eingepöckelten doch noch vorzuziehen, dahero wenn man zu einem oder dem andern gezwungen wird, muß man lieber jederzeit das Räuchern wählen, nur muß man es im dem Rauche nicht zu trocken werden lassen, weil es dann einem hölzernen Geschmack annimmt. Auch muß es in einen Beutel geräuchert werden, damit es nicht zu schwarz werde.

In guten Essig gelegt hält sich das Kalbfleisch, am ersten, die Keulen, im Sommer wohl acht Tage und darüber gut. Der Kopf und das übrige aber erhält sich nicht darin.

Das

Das andere Fleisch außer den Keulen muß man, wenn es nicht gleich kann verspeist oder sonst erhalten werden, halb gar kochen, in einen Topf legen und Essig darauf gießen, so läßt es sich noch etwas aufbewahren; zum Verspeisen kocht man es hernach vollends gar. Oder man kann es auch, wenn es halb gar gekocht worden, gleich mit Essig, Zitrone, Nelken, Pfeffer, Butter und Saffran zu rechte machen und so verwahren. Das er nur halb gar muß gekocht werden, geschiehet darum, weil es der Essig sonst zu mürbe machen würde.

Außerdem kann das Kalbfleisch auf unendlich viele Art und Weise zugerichtet werden. Man macht davon Braten, Pasteten, Klößchen rc. Zum kochen nimmt man insgemein die Vorderviertel, das Fleisch vom Halse, die Brust und zuweilen auch wohl die Keulen. Zum Braten aber vorzüglich die Hinderviertel, auch wohl zu manchen Zeiten die Vorderviertel. Ein Kalbsbraten kann so wohl in einem Ofen als am Spieße gebraten werden; letzterer aber hat allemal in Absicht des Geschmaks den Vorzug vor dem erstern. Soll der Kälberbraten im Ofen gebraten werden, so muß man zuvor in die Bratpfanne Bier gießen und Butter zulegen, womit der Braten im Ofen, damit er nicht ausdorre, begossen werden muß. Die Kälberbraten sind nicht so fett als Gänse- und Schweinebraten, dahero ist es nothwendig daß man Butter dazu legen muß. Der Braten muß aber in dem Ofen nicht allein von Zeit zu Zeit begossen sondern auch zuweilen umgekehrt werden, damit er von beyden Seiten wohl durchbrate. Wenn man gut und oft darnach siehet, so kann innerhalb zwey Stunden ein ziemlich groser Braten in einem Ofen gar seyn.

Der Kalbsbraten am Spieße mus zuvor nebst den Nieren in gutem klaren Brunnenwasser gewässert werden ehe man ihn an den Spieß stecket. Er muß, damit er nicht schwanket, gut daran befestigt und alsdenn mit genugsamen Salze bestreuet werden. Wenn man dann eine Bratpfanne darunter gesetzt hat, so begießt man ihn etlichemal mit kochendem Wasser. Dieses zum Begießen gebrauchte Wasser wird weggegossen, sodann aber begießt man ihn mit zerlaßener Butter, bis er

gar

gar gebraten ist. Soll der Braten gut werden, so kann man wohl ein Pfund Butter auf einen Braten rechnen. Auch kann man zu der Butter etwas Weißbier oder Landwein zum Begießen nehmen. Das Feuer muß nicht zu nahe an dem Braten liegen, damit er langsam brate und desto saftiger werde. In drittehalb Stunden kann ein Braten am Spieße bequem gar gebraten werden. Beym Anrichten wird die Seite mit der Niere oben gelegt, ist es aber eine bloße Keule, woran keine Niere vorhanden, so kann man die eine Seite mit Spek und Zitronen spicken, und diese so gespickte Seite oben legen.

Will man einen säuerlichen Kalbsbraten machen, so lege man eine Kälberkeule 3 Tage, oder wenn es die Witterung zuläst, etwas länger in starken Biereßig, hat sie darin lange gelegen, so muß sie ausgewässert werden, im Gegentheil aber darf sie nur abgewaschen werden. Man ziehet dann die Haut ab, spicke und brate sie mit Butter.

Ein Kalbsbraten der nicht bey der ersten Mahlzeit verzehrt worden, kann auch kalt wieder auf den Tisch gebracht werden, und eine geschickte Wirthin weiß denselben auf verschiedene Weise zu zurichten und ihn unter mancherley Arten von Gerichten noch öfters vorzusetzen.

Daß gemeinste von diesen ist wohl Ragout von Kälberbraten. Es wird derselbe dazu in Scheiben geschnitten, welche man in Butter braun werden läßt, mit dieser Butter giebt man ihn auch auf den Tisch. Wer es aber besser haben will, der legt den in der Butter braungewordnen Kälberbraten in eine Schüssel, gießt die Butter darüber, unterdessen hat man einige gewässerte Sardellen klein gehakt und mit Bouillon, ein paar Lorberblätter, etwas gestoßenen Pfeffer und Zitronensaft vermischt. Dieses Gemische giesset man über den Braten und läßt es zusammen in der Schüssel auf einer Kohlenpfanne etwas durchkochen.

Auf gleiche Weise kann man ein Ragout von Kälberbraten auf unendliche Weise verändern, nachdem bald diese oder jene Sauce dazu gemacht wird. Zu den

den Dingen, die des Wohlschmack halber hierzu gebraucht werden gehören Sardellen, auch an deren Statt Heringe, Zwiebeln, Parmesankäse, Citronenschaalen, Wein, Fleischbrühen, Morcheln, Krebsschwänze, Eyer, Gewürze, Champignons und viele andere mehr. Imgleichen kann man auch von diesem Braten angeschlagene Kabskeule machen. Man nimmt ein Stück Kalbsbraten, hackt es klein und rühret es mit drey oder vier Eyern und Butter über Feuer durch einander, hierzu mischt man noch ein wenig Spek, Muskatenblumen und ein gut Theil geriebene Semmel nebst noch zwey Eyern und etwas Butter. Wenn dieses alles recht wohl durcheinander gerührt worden, so schlägt man es um den Knochen, giebt ihm mit den Messer die Gestalt einer Keule, beschmiert eine Tortenpfanne mit Butter, und läßt sie darin hellbraun backen. Man kann dazu von Austern uud Sardellen auch von andern Sachen noch eine Brühe machen.

Zu *Hachis* oder Gehaktes vom Kalbsbraten, hakt man denselben ganz klein, thut ihn in einen Schmortopf, gießt Wasser darauf, wirft daran Zitronenscheiben, kleine Rosinen, Semmelkrumen, und läßt es zusammen durchkochen. Man kann auch fein gehackte Sardellen oder Heringe, Muskatenblumen, Kapern und Wein dazu nehmen, und damit allerley Veränderungen zu Wege bringen.

Pasteten von Kalbsbraten. Den kalten Braten schneidet man in kleine Würfel, thut ihn mit etwas Wein, Salz, Zitronenscheiben, kleinen Rosinen, geriebenem Brodte und einem Stükchen Butter in eine tiefe Schüssel. Dieses alles rühret man darin durcheinander, und macht mit feinem Butterteige eine Pastete davon. Zur Sauce nimmt man Wein, Zucker, Zitronenschaalen, Nelken und Muskatenblühte, welches man zusammen aufkochen läßt und beym Anrichten in die Pastete gießt, und damit durchschüttelt.

So wie bey den Ragout von Kalbsbraten, also kann man auch bey den Pasteten davon allerley Veränderungen in Absicht der Zuthaten machen.

Die Brust von den Kälbern kann man zum kochen

chen und zum braten nutzen. Im letztern Falle pflegt man sie, entweder so für sich, wie vorhin beym Kalbsbraten gesagt worden, zu braten, oder man macht davon eine gefüllte und gebratene Kalbsbrust.

Insgemein werden zu dem Buge des Vorderviertels acht Ribben abgestochen. Diese Brust wird zwischen der Haut und den Ribben von einander gelöset, damit sie hohl werde; es muß aber das Loch, wo man mit dem Messer hinein fähret, nicht zu groß gemacht werden. Zur Fülle die hierzu gebraucht wird, kann man ein Stük Butter in einer Castrolle oder Tiegel zergehn laßen, dann geriebene Semmel, vier Eyer, ein wenig Sahne, gehakte Petersilie und etwas Saffran thun. Alles dieses wird zusammen auf dem Feuer abgerühret und in die Brust gefüllet. Das Loch wird mit einem Spalier zugestochen, die Brust gehörig gesalzen, am Spieß gestekt und so gebraten. Ist sie gar, so wird sie beym Anrichten mit braungemachter Butter übergossen, und mit geriebener Semmal bestreuet.

Geschmorte Kalbsbrust. Man ziehe der Brust die Haut ab spicke sie, kehre sie in Mehl um und lasse sie in kreuschender Butter braun rösten; gieße alsdann warme Brühe dazu, thue etwas Salz, Wein, ganze Muskatenblumen, Pfeffer, Lorberblätter nnd eine ganze Zwiebel daran und laße es kochen. Wenn sie bald gahr ist, kann man noch weichgekochtes, länglicht geschnittenes Ochsenmaul, abgekochte Kalbsmilch und gekochte Morcheln hinzuthun und alles zusammen gut einschmoren laßen. Kurz vor dem Anrichten giesse man noch etwa 6 Löffel voll süße Sachen hinzu.

Die Ribbenstüke vom Kalbfleische können sowohl auf der Rost als auch in der Pfanne gebraten werden und heißen dann Carbonade. Diese können mit einer piquanten Brühe, farzirt, oder angeschlagen und auf manche andere Art noch zubereitet werden.

Die Kalbsmilch ist die weiche Brustdrüse eines Kalbes. Sie ist ein weiches, sehr delicates Essen und kann auf vielerley Art zubereitet werden. Gemeinhin füllt man sie in einen Kalbsdarm und setzt sie mit dem Gekröse

kröse als eine Wurst eben so zugerichtet auf, oder genieſt sie besonders mit einer guten Butter-Semmel-und Muskaten-Brühe, zuweilen auch säuerlich zugerichtet.

Zum Kochen wird gemeiniglich das Fleisch vom Halse, die beiden Vorderviertel, die Brust auch wohl zuweilen die Keulen genommen. Wenn man das Kalbflisch schlechtweg kochen will, so wird das in Stücken gehauene Fleisch zuvor anderthalb bis zwey Stunden gewässert und hernach mit reinem Wasser beygesetzt. Während dem Kochen schäumet man es fleißig ab und thut Lorberblätter und englisch Gewüz daran. Nachdem es ohngefähr eine Stunde laug gekocht, nimmt man das Fleisch wieder heraus, legt es in eine Schüssel, gieſt kaltes Wasser darauf und läßt es eine viertel Stunde damit stehen, dann putzt man die unreine Haut daran ab, legt es wieder in den Topf gieſt die durch ein Sieb gestoßene Brühe wieder darauf und läßt es damit so lange kochen bis es gahr ist, welches nicht über zwey höchstens drittehalb Stunden dauern wird.

Kochet man das Kalbfleisch mit Reiß, so wird der Reiß wenn er meist gar ist, nebst etwas Butter nnd muskaten Nuß, zu dem Kalbfleische, welches man für sich allein meistentheils gar gekocht hat, zugethan und zusammen auf gekocht. Wer will, kann auch kleine Rosinen mit darunter nehmen.

Kalbfleisch mit Majoran. Wenn das Kalbfleisch auf die ordinäre Weise gar gekocht ist, thut man es in eine Castrolle oder einen Topf, würzt es mit Muskatenblüthe und Ingwer, streuet geriebenen und durchgesiebten Majoran daran, gießt etwas Brühe darauf, läßt es kochen, wirft ein Stück Butter dazu, und läßt esnochmals durchkochen, damit die Brühe dick werde.

Wenn Kalbfleisch mit Nudeln gekocht wird, so müssen die Nudeln eben so wie der Reiß für sich besonders gar gekocht werden, und dann erst zu dem gekochten Fleische hinzu gethan werden. Daß in den Suppen-oder Kalbfleischsbrühen allerley Grünes, als Borrebollen, Sellery, Morcheln rc. noch können eingeschnitten werden, darf ich wohl nicht einmal erinnern, weil es allgemein bekannt ist.

Klöße

Klöße von Kalbfleisch. Man nimmt das Fleisch von der Keule schneidet die Haut und alle Sehnen davon ab, und hackt es mit frischem Rindernierentalg, wovon die Haut ebenfalls abgemacht, zusammen klein, thut dazu Salz, gestoßenen Pfeffer, Muskatennuß, Eyer, ein wenig geschmolzene Butter und geriebene Semmel, mengt alles gut durcheinander und macht davon runde Klößchens, die an Potagen sehr schiklich sind. Sollen sie aber zu Pasteten oder Fricasse gebraucht werden, so können auch noch gehackte Zwiebeln mit darunter genommen werden.

Kalbfleisch mit Klößen wird folgendermaßen zubereitet. Nachdem das Fleisch für sich, wie gleich anfangs gesagt, gekocht worden und abgekühlet ist, legt man es in eine Castrolle, nebst guter Fleischbrühe, Muskatenblühte, Cardamon und Ingwer. Dann weicht man in warmen Wasser Morcheln, die man sauber abputzt und allen Sand sorgfältig abwäscht, und ziehet sie durch Butter. Indessen macht man auch Kalbfleisch=Klößchens. Ist nun das Fleisch abermahls im Kochen, so thut man die Klößchens und Morcheln dazu, streuet etwas geriebene Semmel daran, legt etwas Butter hinein und läßt es zusammen ganz gar kochen.

Gekochte Kälberkeule. Eine Kälberkeule wird recht gut geklopft und in kreuschender Butter braun gebraten, alsdann mit kräftiger Rindfleischbrühe, etwas Wein, einer in vier Theilen geschnittenen Zitrone, Muskatenblumen, Lorberblättern und Salz, in einem wohl verdekten Geschirre gekocht. Wenn sie gar ist, thut man Kapern daran, läßt sie aber nicht mitkochen.

Kalbfleisch mit Sardellen. Wenn das Kalbfleisch in Stücken zerhauen, mit Salz und Wasser meist gar gekocht ist, wird es mit etwas Boullon, einem Stück Butter und gestoßenen Muskatenblumen in eine Castrolle gelegt, womit es noch eine Weile kochen muß. Dann macht man aus wohl gewässerten Sardellen die Gräten heraus, hackt sie ganz klein, wirft sie zu dem Fleische und läßt sie auch etwas

mit=

mit kochen. Zuletzt wirft man einige Zitronenscheiben dazu uud läßt alles zu einer kurzen Sauce einkochen.

Kalbfleisch mit Spek. Man ziehe von einer Kälberkeule die Haut ab, schneide das Fleisch davon zu Stücken eines kleines Fingers dik, diese klopfe man, und spicke sie mit Zitronenschaale in eben der Art, als man mit Spek spicket, aber nicht so dichte. Dann belege man den Boden einer zinnernen Schüssel mit dünn geschnittenen Spekscheiben und auf diesen die Stücken Fleisch, streue aber dazwischen Pfeffer, Muskatennuß und etwas Butter. Man fahre damit fort, bis das Fleisch alle ist, gieße ein wenig Bouillon und Wein dazu, laße es auf einer Kohlenpfanne wohl verdekt kochen, kehre es einmahl um, streue ein wenig geriebener Semmel daran und laße es so gar werden.

Farce von Kalbfleisch. Man nehme das Fleisch von einer Kalbskeule, sondere davon alle Häute und Sehnen ab, imgleichen frisches Rindernierentalg, wovon ebenfalls die Häute abgezogen worden, und etwas von dem harten Fette von frischen Schweinefleisch. Das Verhältniß muß so seyn, das zu zwey Theilen des Fleisches, ein Theil Talg und Schweinefett kommen. Dieses alles schneidet man in kleine Würfel, legt selbige nebst gehakten Zwiebeln, gewässerten und gehakten Sardellen, Salz, gestoßenem Pfeffer und ein wenig Brasilienkraut in eine Castrolle, und setzt es aufs Feuer; man rühre es wohl durcheinander und laße es heiß werden, alsdann muß es herausgenommen und wieder kalt werden. Sobald das geschehen, wird es ganz fein gehackt und in einer tiefen Schüssel gethan; wenn dann noch einige Eyer, etwas Milch und geriebeue Semmel dazu genommen worden, so wird alles mit einer hölzernen Keule aufs beste durcheinander gerührt. Diese Farce kann zu vielen gebraucht werden, als zu Klößen an Potagen, zu Butterteigpasteten, Poupetons und Fricandellen zu füllen, zu Rouletten und wozu man sonst selbiges anwenden will.

Kalbfleisch mit Kapern. Das in Stücken geschnitschnittene Fleisch wird in siedeudem Wasser blanschirt, abgeputzt und abgekühlet. Dann lege man es in eine Castrolle mit etwas Muskatennuß, Ingwer, Zitronenschaale, Kapern, kleinen Rosinen und geriebener Semmel, gieße Fleischbrühe und ein wenig Wein daran, und setze es alles auf Kohlenfeuer, laße es durcheinander kochen daß die Brühe dicke werde; zuletzt legt man noch etwas Butter daran. Man kann auch eine Zwiebel und etliche Lorberblätter mit dazu nehmen.

Fricassee von Kalbfleisch. Man schneide das Fleisch in Fricasseestücken, lege es in einen Tiegel, gieße Fleischbrühe dazu, nebst gehackten Schalotten, Butter, Zitronenschaalen, ganzen Pfeffer und Muskatennuß, laße es zusammen kochen, gieße zuletzt ein paar Spitzgläser Wein darin, werfe etwas geriebene Semmel dazu, und laße es alles zusammen durchkochen.

Mit diesen verschiedenen Anweisungen, auf was Art eine Wirthin das Fleisch und alles und jedes Stük von einem geschlachteten Kalbe nutzen und anwenden könne, mag es genug seyn. Es können noch viele andere Gerichte davon gemacht werden, die alle anzuführen überflüßig seyn würde. Wer Veränderungen liebt, kann die angeführten nicht allein auf vielerley Weise noch abändern, sondern sich auch aus den Kochbüchern weiter unterrichten; nur eins, da es unter die Dauerspeisen kann gerechnet werden, wollen wir noch anführen, und solches ist:

Marinirte Kalbsfüße. Diese sind deshalb vortheilhaft, da das Kalbfleisch rc. gleich muß verspeist werden, weil es nicht lange erhalten werden kann, solche hingegen eine gute Zeit können aufbewahret werden.

Man läßt die Kalbsfüße einigemahl in Wasser aufkochen, nimmt sie wieder heraus, säubert sie und setzt sie wieder in Wasser mit Wein und Essig vermischt ans Feuer. Wenn sie dann gesalzen und etwa Thimian, Salbey und ein wenig Isop dazu gelegt worden, läßt man sie gar kochen; nimmt sie sodann

dann heraus, daß sie trocken werden. Man läßt indessen Butter heiß werden, wirft die Kalbsfüße darin und läßt sie damit ein wenig braun braten. Alsdann wird auf den Boden eines reinen dazu bestimmten Fäßchens Englischgewürz, Roßmarinen, Zitronenschaalen und Lorberblätter, und auf diesen eine Lage dieser zubereiteten Kalbsfüße gelegt, auf denselben wird wieder Gewürz ꝛc. gestreuet, und darauf abermals eine Lage Kalbsfüße, und so wechselweise fort, bis alle in dem Fasse sind. Dann streue man oben auf nochmals benante Species, laße das Faßchen zumachen, fülle es durch ein in den Boden gebohrtes Loch mit guten starken Essig, verstopfe das Loch mit einem Pflok, bringe das Fäßchen an einen recht kühlen Ort und kehre es öfters um. Zur Vorsicht ist es auch rathsam, daß der Pflok öfters herausgezogen und nachgesehen werde, ob der Essig auch nicht verdorben ist.

Vom Kaffee.

Die Kaffeebohnen und das davon zubereitete Lieblingsgetränk so vieler Nationen, ist bey jetzigen Zeiten den mehresten Menschen mehr als zu bekannt und zur Gewohnheit geworden. Es könnte hier in diesem kleinen Werke genug seyn, wenn wir blos von der Verfertigung dieses Kaffetranks etwas weniges erwehnten; allein da durch die Gewohnheit und den vielen Gebrauch des Kaffees derselbe ein ansehnlicher Gegenstand der häuslichen Wirthschaft geworden, so ist wohl nicht nur nützlich, sondern auch angenehm, wenn eine Wirthinn von dem Anbau dieser Frucht, den verschiedenen Sorten derselben ꝛc. etwas weiß, oder Nachricht geben kann.

Der Kaffee ist die Frucht eines schlanken Baums, der in Arabien, Westindien ꝛc. wächst, und ohngefähr die Höhe von 12 Fuß erreicht. Diese Frucht ist eine runde an beyden Enden etwas zusammengedrükte rothe Beere. In derselben sind in einem zarten Häutchen zwey halbkugelförmige auf einer Seite erhabene, auf der andern platte, der Länge nach mit einer Furche vertiefte Saamen, deren Substanz ein hornartiges Ansehen hat. Der Baum blühet in seinem Vaterlande zweymal des Jahres, und es kann also auch zweymal geerndtet werden, obschon die Früchte ein ganzes Jahr Zeit brauchen, ehe sie reif werden.

Ein Baum giebt bey jeder Ernte, wenn sie gut ist, 5 Pfund Kaffeebohnen. Wenn solche reif sind, werden sie abgeschüttelt oder abgepflükt, die Arbeiter tragen dann den Kaffee fort und breiten ihn auf Matten in der Sonne oder in eigenen Gebäuden auseinander, damit er trockne und die rothen äußeren Schaalen, welche die Körner oder Bohnen in sich enthalten; hernach vermittelst hölzerner Walzen oder hölzerner Stampfen, geöfnet werden könne. Wenn der Kaffe auf diese Art von seinen Hülsen befreiet und in die zwey Hälften abgesondert worden, wird er aufs neue an die Sonne zum trocknen gelegt, damit er nicht hernach noch verderbe und endlich die Bohnen zuletzt ganz und gar von den Hülsen abgesondert werden können.

Wer der Erfinder des Kaffetranks sey, ist unbekannt; eigentlich sind die Araber und Türken die ersten bey denen das Trinken des Kaffees im Gebrauch gewesen, und von welchen es die übrigen Europäischen Nationen nachgeahmet und angenommen haben. Ob er der Gesundheit zuträglich sey oder nicht, mögen die Aerzte entscheiden. Das ist aber gewiß, daß der starke Gebrauch desselben, unbemittelten Familien und ganzen Ländern zum ungemeinen Nachtheil gereiche, denn es werden dadurch nicht allein viele gute und gesunde Landesprodukte hintenangesetzt, sondern es entgehet dadurch dem Lande jährlich eine erstaunende Summe Geldes, die darin bleiben könnte.

Wir haben hier verschiedene Sorten von Kaffee, die im Preise und an Güte von einander abweichen. Für den besten hält man den Levantischen, der aus Arabien zu uns gebracht wird. Dieser ist der theuerste, kleinste und an Farbe etwas dunkelgelb. Die zweyte oder Mittelsorte, ist der Westindische, besonders de

Martiniquische, welcher nicht so theuer ist. Er ist von mittler Größe und grünlich von Farbe, wiewohl er, wenn er alt wird, diese Farbe verlieret und leichter wird, dagegen aber an angenehmen Geschmak gewinne, so daß er öfters dem Levantischen hierin nichts nachgiebt. Der Bourbonische kommt dem Levantischen an Größe und Geschmack sehr nahe, dahero der Levantische oft damit vermischt wird. Der geringste ist der Japanische. Dieser ist der größte und der Farbe nach der blassest-gelblichste von allen Sorten

Wenn man Kaffe einkauft, so muß man darauf sehen, daß er grünlicht, frisch, und von mitteler Größe sey, nicht schimmlicht riche, auch von den harten hohlen Schaalen, die zuweilen darunter sind, wohl ausgelelesen sey.

Es ist immer besser, daß man sich den rohen Kaffee selbst einkaufe und brenne, als daß man ihn bereits gebrannt hohlen laße. Im erstern Falle kann man sich eine Sorte wählen, welche man will, im letztern aber ist stets zu erwarten, daß man von der schlechtesten Sorte erhalten wird. Sollte sich jemand, der rohen Kaffee kauft, noch nicht sicher dünken, ob er gut seyn, der kann die Güte desselben noch auf folgende Weise untersuchen. Man nehme etwas Kaffee bohnen, gieße warmes Wasser darauf; nimmt das Wasser davon eine Zitronenfarbe an, so ist der Kaffe gut, wird es aber braun oder grün so hat er Schaden genommen. Ist der Kaffee sehr schlecht, daß er einen schimmlichten und grusigten Geschmak hat, so kann man ihn vor dem Brennen mit heißem Wasser abbrühen und wieder troknen, er verlieret aber an seiner Kraft und bleibt immer schlechter, als anderer Kaffee. Ehe man das Kaffeegetränk bereiten kann, müssen die Bohnen wie bekannt, zuvor gebrannt oder geröstet werden. Die Güte dieses Tranks aber hängt nicht von den rohen Bohnen allein ab, sondern auch größtentheils von dem Rösten und Kochen des Kaffees selbst. Was das Rösten anbetrift, so ist dabey die Hauptsache, daß er weder zu wenig, noch zu viel gebrannt werde. Denn ist er zu wenig geröstet, so bleibt noch viel rohes dabey, man bekommt den Kaffee nicht ganz zu genießen, und das nicht genug geröstete verdirbt die Annehmlichkeit des übrigen. Ist er aber zu stark oder zu lange geröstet und noch dazu in offenen Geschirren oder wohl gar in Pfannen, worin zuvor allerley Fett gebraten worden, so ist das beste und angenehmste verflogen, und das übrige hat nach Verhältniß des vielen Röstens einen wiederlichen Geschmak. Das Mittel zwischen beyden ist das beste; indessen ist es doch besser, daß er eher etwas zu wenig, als zu viel gebrannt werde. Wer recht eigen hierin seyn will, der muß niemahls viel mehr als er auf eine sehr kurze Zeit gebraucht, und zwar in verdeckten Geschirren oder Keffeetrommeln brennen und von diesem gebrannten Kaffee nicht mehr mahlen laßen, als man auf einmahl zum Kochen nöthig hat. Ein lange verwahrter gerösteter Kaffee taugt nicht viel und noch weniger wenn er gemahlen ist, wenn er auch noch so vorsichtig aufbewahret worden, Nach dem Brennen wird der Kaffee in eine Schüssel oder Mulde geschüttet, damit er abkühle; alsdann bewahret man ihn am besten in einer Blechernen Büchse, die mit einem gut passenden Deckel verschlossen werden kann, oder in gläsernen Bouteillen auf. Manche haben die Gewohnheit, den Kaffee nach dem Brennen mit einigen Tropfen Mandelöhl, oder statt dessen mit frischer Butter, auch wohl Sahne zu besprengen, allein diese Künsteleyen sind nicht wohl anzurathen, weil der Kaffe dadurch eher verschlimmert als verbessert wird. Durch das Brennen verlieret man an jedem Pfund sieben bis acht Loth am Gewichte.

Beym Brennen oder Rösten des Kaffees muß man noch folgendes beobachten. Daß man die Bohnen, die man rösten will, auslese: die wurmstichigen, ganz weißen, die schwärzlichen, die Hülsen, die Steinchen und andere fremde Sachen davon absondere und wegwerfe, die Kaffeetromel nur bis zum dritten Theile damit anfülle, die Kaffeetrommel beym Brennen stets in Bewegung oder Umdrehen erhalte, sie zuweilen vom Feuer abnehme und die Bohnen durcheinander schüttele, damit sie alle gleichförmig geröstet werden. Bey diesem steten Umdrehen und abwechselnden Durcheinanderschütteln röstet man die Bohnen so lange, bis man ein Prasseln

seln höret, und der aus der Trommel durchdringende Dampf sich zuweilen mit einer blauen Flamme entzündet, alsdann ist es Zeit die Trommel zu öffnen nnd öfters nachzusehen, ob der Kaffee die rechte braune Farbe bekommen. Wenn das nicht ist, brennet man bey gelinden Feuer fort bis der Kaffee gut ist, wenn er aber bereits genug geröstet und die gehörige Farbe hat, so wird er sogleich in irdenen Schüsseln oder andern reinen Gefäßen zum Abkühlen ausgeschüttet und so lange durcheinander gerührt bis er kalt ist, denn, wenn, man das Rühren unterläßt, so brennet der Kaffee nach und verlieret viel von seiner Güte. Sollte der Kaffee bey dem Ausschütten aus der Trommel noch nicht völlig genug gebrannt seyn, so darf man nur das Geschirr, worin er zum Abkühlen geschüttet worden, fest zudecken und ihn so lange stehen laßen, bis er die erforderliche Farbe erlangt hat. Aber auch hierbey muß man zuweilen das Geschirr aufdecken und nachsehen, weil es leicht geschehen kann, daß der Kaffee, ob er schon nicht mehr auf dem Feuer ist, doch zu braun werden kann.

Wenn der Kaffe auf diese Weise gebrannt ist, so kann er noch nicht sogleich zum Kochen angewandt werden, sondern man muß ihn zuvor klein machen. Vordem geschahe dieses durch Quetschen oder Stoßen in einem Mörsel, hernach aber hat man zu diesem Endzwek allerley kleine eiserne rc. Handmühlen ersonnen, worin der Kaffee in der Geschwindigkeit fein pulverisirt werden kann.

Das Verhältniß des gebrannten und gemahlenen Kaffees zum Wasser, beym Kochen, läßt sich so genau nicht bestimmen, weil ihn der eine gerne schwach, der andere ins mittel, und wieder einandere gern stark trinket. Insgemein rechnet man auf eine Portion für eine Person ein Loth Kaffee, wozu so viel Wasser genommen wird, daß davon drey Tassen klarer guter Kaffee abgegossen werden können.

Die Art und Weise des Kaffeekochens ist, so einfach es scheinet, doch unendlich verschieden. Von den mehresten wird er an sich blos mit Wasser gekocht, von andern mit Milch anstatt des Wassers, hinwieder von andern

dern mit Zusatz von allerley Dingen rc. Wir wollen verschiedene derselben anführen, damit die Leser sich entweder zu ihrem Gebrauch eine oder die andere Weise wählen können, oder doch sehen mögen, wie unterschieden das Verfahren bey dieser gering scheinenden Art des Kaffeekochens sey.

Diejenige Weise, den gemahlenen Kaffee blos mit Wasser zu kochen, hat ohne Zweifel die mehresten Anhänger, aber auch diese weichen von einander ab. Das Kochen selbst geschiehet in eigentlich dazu gemachten Kannen, die unten weit und oben einen engen Hals haben.

In diese Kannen schütten einige den zu kochen bestimmten gemahlenen Kaffee, gießen auf denselben etwas kochendes Wasser und laßen es so bey Kohlenfeuer ein paar mal aufkochen, es muß dahero nicht zu viel Wasser aufgegossen werden, damit es langsam aufwallen könne und nicht überkoche. Das Aufwallen muß man öfters unterbrechen und zuletzt wenn der Kaffee genug gekocht, die Kanne mit kochendem Wasser voll gießen. Die Kanne wird dann an ganz gelinder Wärme so lange hingestellt, bis sich der Kaffee völlig gesetzt hat und klar geworden ist. Andere, die den Kaffee auf diese Weise kochen, werfen um das Klar werden zu befördern, etwas geraspeltes Hirschhorn, Hausenblase rc. hinzu, oder laßen den fertigen Kaffeetrank ehe und bevor sie ihn trinken, durch ein Löschpapier oder Tuch durchlaufen, damit der Satz des Kaffees zurük bleibe,

Andere hingegen schütten den gemahlenen Kaffee, in eigentlich dazu von Blech gemachte und mit Löschpapier ausgefutterte Trichter, oder auch auf Tücher, die auf diesem Trichter ausgebreitet worden, gießen darauf so viel recht kochendes Wasser, nachdem der Kaffee stark oder schwach seyn soll, und laßen es also durchlaufen. Wegen der Verschwendung des Kaffees, der hierbey in größerer Menge als beym Kochen genommen werden muß, ist diese Weise nicht anzurathen. Zwar geben die Liebhaber vor, daß der Kaffe von bessern Geschmak sey, und daß sie das beste und angenehmste vom Kaffee erhielten; sie irren sich aber und wissen nicht daß man

selbi=

selbiges durch ein vorsichtiges Aufgießen und Kochen eben so gut und wohl noch besser erhalten kann. Man nehme zu dem Ende den Kaffe, werfe ihn in die Kanne, gieße hinlänglicht recht stark kochendes reines Wasser darauf, decke die Kanne mit einem sehr genau passenden Deckel zu, und laße alles so auf einer recht warmen Stelle ohne Kochen eine Zeitlang, bis der Kaffee recht klar geworden, stehen, und versuche dann diesen Kaffee gegen den auf vorige Weise filtrirten, so wird ein Kenner den Vorzug des letztern, vor dem erstern gewiß sogleich entdecken, und der Verfertiger hat lange die Mühe und Umstände nicht nöthig, die bey dem erstern erfordert werden, und dieses ist ohnstreitig die beste Bereitungsart des gekochten Kaffees, die man empfehlen kann.

Zu wissen ob der Kaffee genug oder gar gekocht sey, fasset man öfters während dem Sieden, von dem kochenden Kaffee etwas in einen Löffel auf und giebt Achtung, ob das Dicke sich geschwinde zu Boden setze; geschiehet dieses, so ist er fertig; wo aber nicht, so läßt man ihn noch sieden, bis man dieses Zeichen bemerkt.

Einige gießen auf den gemahlenen Kaffee kaltes Wasser und laßen solchen damit so lange kochen, bis der dritte Theil des Wassers verkocht ist. Noch andere gießen zwar kochendes Wasser auf, laßen aber den Kaffee damit einen ganzen Tag weichen, ehe sie ihn trinken, beydes sind aber Zubereitungen die nicht zu empfehlen sind.

Die Franzosen haben einen Kaffeetrank, den sie Caffée à la Reine nennen. Sie setzen, wenn sie denselben bereiten wollen, zuerst den gemahlenen, troknen Kaffee an das Feuer, damit daraus der Dampf aufsteige, gießen alsdann das Wasser darüber, thun etwas gebrannten Zucker und ein wenig Senf hinein. Nach dem Kochen laßen sie ihn einige Minuten stehen, damit der Kaffee sich setze und recht klar werde, so ist er fertig. Einige suchen den Geschmack des Kaffees dadurch zu verbessern, daß sie auf jedes Loth Kaffeepulver zwey bis drey Stük geröstete klein geriebene Cacaobohnen beym Kochen mit darunter nehmen. Noch andere nehmen zu ihrem Kaffee, anstatt des Was-

sers

sers, Milch, womit sie ihren Kaffee kochen. Dahingegen die Türken und andere Morgenländer, um den Geschmak zu verbessern, öfters Nelken, Zimmet, Cardamom, Ambra-Essenz, Orange-Wasser ꝛc. unter ihren Kaffee mischen.

Die Türken und Araber machen von den äußern getrokneten Hülsen des Kaffees einen Trank, der Coffée à la Sultane genannt wird. Diese Hülsen werden in einem Tiegel so lange geröstet, bis sie etwas braun werden, jedoch müssen sie nicht so dunkel seyn, als man die Bohnen zu rösten pflegt. Während sie behutsam geröstet und dann gestoßen werden, wird Wasser kochend gemacht und mit dem Pulver, wie der andere Kaffee gekocht und getrunken. So abweichend diese Bereitungsarten des Kaffeegetränks sind, so verschieden ist auch die Gewohnheit, ihn zu trinken. Von denjenigen, die denselben ohne allen Zusatz trinken, genießen ihn einige ganz schwach, andere recht stark, andere ins mittel, und noch andere, die der Sache nicht genug thun können, mischen noch dazu pulversirten oder gemahlenen Kaffee darunter und trinken es so. Der mehreste Kaffee aber wird wohl mit einem Zusatz von Zucker und Milch getrunken. Die, so den Kaffee mit Zucker versüßen, gehen wieder darin von einander ab, daß sie bald Farinzucker, bald raffinirten Zucker, bald Zuckerkanti, oder gar Syrup nehmen. Die Liebhaber der Milch bedienen sich der Milch und auch der Sahne dazu, und gießen nach ihrem Apetit bald mehr, bald weniger, davon zu ihrem Kaffee, wenn sie ihn trinken.

Ehedem war der Kaffee um weit geringere Preise zu haben, als anjetzo, da er nicht allein an sich theuer, sondern es ist auch von fast allen Regenten ein starker Impost darauf gelegt, wodurch er noch theuerer geworden ist; dadurch ist man auf die Gedanken gerathen, entweder an der Stelle des Kaffees eine andere Frucht, Saamen oder Wurzel, was ihm am Geschmak gleiche auszufinden, um ihn gänzlich zu verdrängen, oder doch wenigstens als einen Zusatz zum Kaffee zu gebrau-

gebrauchen, um die Ausgaben für denselben zu vermindern.

Mit der Erfindung eines Gewächses oder einer Frucht die man gänzlich allein an die Stelle des Kaffees setzen könne, um davon einen Trank von eben dem lieblichen Geschmack zu bereiten, hat es bishero noch nicht glücken wollen, ob es gleich nicht allein für den ganzen Staat, sondern auch für eine jede Haushaltung insbesondere, höchst nützlich sein würde, indem in der Wirthschaft dadurch jährlich eine große Ersparung bewirkt, und aus dem Lande nicht so vieles Geld für ein entbehrliches fremdes Produkt weggesendet würde.

Es ist schon seit langer Zeit und wohl gar seit dem, daß der Kaffee hier bekannt geworden, darauf nachgedacht worden, aus hiesigen Gewächsen etwas zu erfinden, woraus man ein dem Kaffee ähnliches Getränk bereiten könne. Wenn die Absicht dabey ist, daß das Geld im Lande behalten, und die Glüksumstände der einzelnen Familien befördert werden, so ist dieses höchst zu loben, allein die ersten Versuche geschahen wohl alle um die Käufer des Kaffees durch Vermischung desselben mit wohlfeilern Dingen zu betrügen.

Zu diesem Endzwek wandte man anfangs vielerley Dinge an, als Roggen, Gerste, Graupe, Erbsen-Bohnen, Welsche Nüsse, Eicheln, Morrüben, Erdäpfel, Brodt, Bohnen, Mandeln, Kastanien und viele andere Dinge mehr; allein alles läuft dahin aus, daß alle, nur eins mehr, das andere weniger den Geschmak des Kaffees verändern, und keines für sich demselben ähnlich ist. Unter allen diesen haben bis jetzt der Roggen, Reiß und die Cichorienwurzeln, besonders die beyden letztern noch den Vorzug behauptet, indem sie dem gewöhnlichen Kaffeegeschmacke noch am nächsten kommen. Daß davon ein dem Kaffee ganz gleiches Getränk verfertigt werden könne, darf man nicht erwarten; allein wenn hiervon ein Theil nnd vom Kaffee zwey Theile zum Getränk genommen werden, so muß es schon ein Kenner seyn, der dieses Getränk von dem gwöhnlichen Kaffee unterscheiden will,

will, und wer ohne Vorurtheil ist, der wird es gut und besserschmeckend finden, als schlechten Kaffee. Setzt man den Geschmak bey Seite, und untersucht, was der Gesundheit am zuträglichsten sey, der Kaffee an sich oder oberwehnte Dinge, die man anstatt des Kaffees anzuwenden oder ihn damit zu vermischen gesucht, so wird sich finden, daß manche der letztern dem menschlichen Körper weit heilsamer sind, als ersterer. In beyden Absichten, des Nutzens und der Gesundheit wegen, ist es also anzurathen, daß man sich der einheimischen Gewächse zur Ersparung des Kaffees so viel als möglich bediene.

Wenn jemand hierüber mehrere Versuche anstellen wolte, so müßte er zur Erreichung seiner Absicht nicht, wie öfters geschehen, die mehlichsten Wurzeln und Saamen wählen, sondern vielmehr dergleichen Gewächse, die mit der Beschaffenheit der Kaffeebohnen eine Aehnlichkeit haben, und von eben der knorpelichen, hornartigen Substanz sind.

Alle Früchte, Wurzeln ꝛc. die man anstatt des Kaffees gabrauchen oder demselben zumischen will, müssen eben so gebrannt und behandelt werden als der Kaffee selbst. Die kleinen Saamen als Roggen, Reiß, Erbsen, Bohnen und dergleichen röstet oder brenne man so ganz, die großen als Kastanien ꝛc. ingleichen die Wurzeln, als Cichorien, Scorzonerwurzeln ꝛc. zerschneidet man zuvor zu kleinen Stücken, troknet und brennet sie. Nach dem Brennen werden sie gestoßen oder gemahlen eben so wie der Kaffee zubereitet.

So unterschieden die Anfertigung des Kaffetranks ist, so sehr weichen auch die Liebhaber in Absicht des Genußes desselben von ein ander ab. Man genießt dabey Buttergebakenes aus Weizenmehl, Eyern und Butter, Semmeln, Zwiebak, Zuckerbrodt, Milchbrodt, Butterbrodt, und vielerley ander Kuchenwerk; andere, vorzüglich Mannspersonen rauchen dabey ihr Pfeifchen, der eigentlichen dabey gewöhnlichen bekannten Gespräche und Unterhaltungen, nicht zu gedenken.

Der Bequemlichkeit und der Mode wegen, hat man

man allerley Geschirr, den Kaffee zu bereiten und vorzusezen, erdacht, welche in Absicht ihrer Gestalt und Form nach Verschiedenheit der Mode und Oerter sehr von einander abweichen. Dahin gehören

1) Diejenigen so zur Zubereitung desselben gehören, als

a) die Kaffeetrommel von Eisenblech um den Kaffee darin zu rösten, oder statt deren im Nothfall eiserne Pfannen oder irdene Tiegel.

b) eiserne Böcke oder Stützen die Trommel beym Brennen darauf zu legen.

c) eigene dazu verfertigte Mühlen, um den Kaffee zu pulverisiren.

d) so genannte Theekessel zum Wasserkochen.

e) Kaffeekannen den Kaffee darin zu kochen.

f) Kaffee = Büchsen, Gläser oder Krüge um den Kaffee zu verwahren.

g) Kaffee = Siebe oder Trichter um den Kaffee zu filteriren.

h) Kaffee = Tuch zu eben dem Endzwek.

2) Diejenigen Geräthe deren man sich bey dem Vorsetzen und Genuß desselben bedienet, das man insgemein unter dem Worte Kaffee = Service oder Kaffeezeug verstehet. Dazu gehören

a) die Kaffee = Schälchen, sowohl Ober = als Untertassen, von Porcelain, Fajance, gemeinem irdenen Zeuge rc. ebendergleichen

b) Spühlnäpfe,

c) Kaffeekannen.

d) Milchkannen, von eben den Materien, oder von Silber, Messing oder verzinter Eisenblech.

e) Kaffeelöffel von Silber, Messing oder anderem Metall.

f) auch wohl Lampen um den Kaffe warm zu erhalten.

g) Zuckerdosen, von Porcelain, Silber, Gold, Messing rc.

h) Zuckerzange, von Silber, oder anderen Metallen.

i) Kaffee = Teller, den Kaffee' zu überreichen oder auf den Tisch zu setzen; sie sind von Stroh geflochten,

ten, oder lackirt von starker Pappe oder Eisenblech.

k) Kaffeebretter, um den Kaffee und das dazu gehörige Kaffeegeräthe auf den Tisch zu tragen, von Kupfer, Zinn, Messing, Blech, Holz, entweder so von diesen Materialien blos verfertigt oder noch angestrichen, bemahlen, lakirt oder ausgelegt, bald von runder, bald von ovaler oder eckigter Gestalt.

l) Kaffee Tische entweder ganz von Holz, bemahlt, oder eingelegt, oder lackirt, oder mit messingernen oder blechernen und lackirten Tischblättern.

m) Kaffee=Servietten zum aufdecken auf den Kaffeetisch, von Leinen, Dammast, bunten Kattun ꝛc.

Der Kaffee wird aber nicht blos zur Verfertigung des Kaffeetrankes allein gebraucht, sondern durch Nachdenken und Erfindung hat man auch erlernet, ihn auf andere Art und Weise zum Genuß zu zubereiten. Dahin gehöret denn auch der Milch Kaffee. Man setzt ein Nössel Milch in einen Kessel aufs Feuer und so bald sie änfängt zu kochen, werden ohngefähr drey Loth gemahlner Kaffee darin geschüttet. Dieses muß ohngefähr eine halbe Stunde gelinde kochen, während der Zeit alles mit einem hölzernen, eichnen Spatel fleißig umgerühret wird. So bald man die Milch vom Feuer nehmen will wirft man noch zuvor eine verhältnißmäßige Menge Zucker hinein, läßt ihn zergehen, rühret es nochmahls um und gießt es in einen Kaffeetopf von verzinntem Bleche. Da sich aber der Satz nur sehr schwer heraus niederschlägt, so bereitet man diesen Kaffee den Abend zuvor, gießt den nächsten Morgen das Klare ab und wärmt ihn in heißem Wasser wieder auf.

Kaffeemorsellen oder Kaffee=Conserve. Zu zwey Loth gemahlenen Kaffee, läutert man ein Pfund Zucker, siedet ihn bis er fliegt oder spinnt. Das heißt, wenn man etwas davon mit einem Spatel heraus nimmt und ablaufen läßt, so müssen sich dann die abfallenden Tropfen in lange Faden ziehen, und am Spatel hängen bleiben. Wenn man dieses wahrnimmt so ist der Zucker stark genug gekocht, man nimmt ihn dann vom Feuer läßt ihn ein wenig erkalten, schüttet den Kaffee dazu und rühret

ihn

ihn mit einem Spatel darunter. Wenn das geschehen, gießt man alles in hölzerne Formen oder in papierne Kapseln, worin man, wenn es bey nahe ganz kalt geworden, in Stücken von beliebiger Größe schneidet.

Kaffee-Gäscht. Man thut zwölf Loth gebrannten und gemahlenen Kaffee in ein halb Quart Wasser und läßt es eine halbe Stunde sieden, ehe man das Klare davon abgießt. Alsdann mischt man sechs frische Eyerdotter darunter, ohne damit auf das Feuer zu gehen, schüttet drey viertel Quart Sahne und ein Pfund Zucker dazu und mengt alles wohl durch einander. Wenn der Zucker zergangen ist, schlägt man die ganze Masse, um sie zum Schaum zu bringen und nimmt nach und nach den Gäscht davon mit einen Schaumlöffel ab, in ein Sieb. Zuletzt faßt man den Gäscht in silbernen Bechern oder Bechergläsern.

Kaffee-Gefrornes. Man läßt ein Pfund Kaffee in einem Quart Wasser zwey bis drey mahl aufwallen; wenn er sich gesetzt hat, gießt man das Klare ab, und läßt es mit drey viertel Quart Sahne und drey viertel Pfund Zucker, stets umgerührt kochen, bis der dritte Theil davon eingekocht ist; so dann wird es vom Feuer genommen und in einer Schüssel auf die Seite gesetzt, bis es auf dem Eise gefrieren soll.

Kaffee-Waffeln. Ein viertel Pfund fein gestoßener Zucker, ein viertel Pfund Mehl, zwey frische Eyer und ein guter Löffel voll fein gesiebter Kaffee werden wohl unter einander gemischt, und nach und nach ein wenig Sahne dazu gegossen, bis ein ordentlicher Teig daraus wird, der von der Consistenz ist, daß er sich in die Länge ziehen läßt, wenn man ihn aus den Löffel gießt. Das Waffeleisen wird warm gemacht und an beyden Seiten mit weißem Wachs oder mit Butter bestrichen. Alsdann gießt man einen guten Löffel voll von dem Teig darauf, drükt das Eisen zu und legt es auf das Feuer. Wenn es auf einer Seite genug gebacken ist, wird es auf die andere Seite gewendet. Glaubt man, daß die Waffel gut sey, so öfnet man das Eisen und siehet nach, ob sie schon braun und an einem Orte wie am andern gleich gebacken sey. Hernach nimmt man sie gleich heraus und drükt sie mit der Hand um eine kleine Walze oder Mangelholz, woran sie so lange liegen bleibt, bis eine andere fertig ist. Unterdessen da diese bakt, wird jene von der Walze weggenommen, damit eine andere daran gelegt werden könne. Wenn die Waffeln alle fertig sind, erhält man sie auf dem Ofen in einem Siebe trocken, bis die Zeit kommt, sie auf den Tisch zu tragen.

Kaffee-Mus. Man thut drey bis vier Loth gemahlenen Kaffee und eben so viel, oder wenn es nicht sehr süß werden soll, etwas weniger Zucker, nebst etwas Zimmet in einen Topf, macht ein Nößel Milch siedend, gießt sie über den Kaffee und Zucker, und läßt sie darauf kalt werden; hernach läßt man die auf den Kaffee gestandene Milch durch einen Tuch laufen, und rühret eine Messerspitze voll feines Mehl darunter. Sodann nimmt man vier Eyer, oder wenn sie klein sind, auch noch wohl von zwey andern das Gelbe, verklopft eines nach dem andern, und gießt allemahl etwas von der durchgelaufenen Milch dazu. Wenn alles in einander ist, schüttet man es in ein zinnernes Geschirr, bringt unten und oben Gluth daran, und läßt es schön gelb werden. Zuletzt streuet man klein geschnittene Zitronen und Zucker darauf, und giebt es auf den Tisch.

Man hat sich aber bishero nicht mit dem wässerigten Kaffeetrank allein begnügt, sondern man ist auch darauf gefallen, den Kaffee zu geistigen Getränken zu benutzen. Eigentlich gehöret die Anwendung des Kaffees zu Liqueuren wohl nicht zu den Kenntnissen, die einer Wirthinn durchaus zu wissen nöthig sind; allein der Vollständigkeit wegen, und damit sie doch auch hierin nicht ganz unerfahren sey, wollen wir einige Anweisungen zu dergleichen Getränken hier zum Beschluß dieser Abhandlung mit anführen.

Kaffeeliqueur. Drey Pfund des besten Kaffees werden gehörig gebrannt und gemahlen; in neun Quart Brandtwein, oder besser in fünf Quart rectificirten Weingeiste mit vier Quart gemeinem Wasser verdünnt, geschüttet, und damit acht Tage im Aufgusse stehen gelaßen. Nach Verfließung dieser Zeit wird

wird alles in eine Blase gegossen und davon bey recht sehr gelindem Feuer, sechs Quart abgezogen. Dieser abgezogene Spiritus wird nochmals auf das Rükbleibsel in der Blase zurück gegossen und wieder bey gelindem Feuer fünf Quart abgezogen. Diesen Spiritus zu versüßen, löset man viertehalb Pfund Zucker in vier Quart reines Quellwasser auf, und mischt es damit zusammen. Oder man nimmt ein Pfund geröstseten und gemahlenen Kaffee, läßt ihn sechs Tage, mit zwey Quart Branntwein übergossen, in einem verdekten Gefäße stehen, und distillirt dann in einer Blase hiervon ein Quart ab. Ferner nimmt man ein anderes halbes Pfund gebrannten und gemahlenen Kaffee, und läßt ihn mit einem Quentchen Vanille acht Tage lang, mit zwey Quart Brandtwein übergossen stehen, seiget diesen Aufguß durch Leinwand und vermischt ihn mit dem herüberdistillirten einem Quarte Spiritus, und versüßt ihn mit zwey Pfund Zucker, der in zwey Quart Wasser aufgelöst worden. Man läßt dann das ganze Gemische einige Tage stehen, und seiget es durch Löschpapier.

Den ausgekochten und wieder getrockneten Kaffee darf man eben nicht als eine unnütze Sache wegwerfen, den er giebt ein gutes Mittel ab, als Zahnpulver, die Zähne schön weiß zu erhalten, und das Zahnfleisch vor der Fäulung zu bewahren. Einige gehen noch weiter und bedienen sich dieses getrockneten Kaffeesatzes, oder des frisch gebrannten und gemahlenen Kaffees selbst, anstatt des Schnupftabaks. Verschiedene Aerzte wollen diesen Kaffeetabak besonders den Frauenzimmern noch eher empfehlen, als den die mehreste Zeit mit vielen ungesunden oder ganz wiederlichen Ingredienzien vermischten Schnupftabak.

Vom Thee.

Der Thee ist das Blatt eines Strauchs der sehr häuffig in China und Japan wächst. Er erreicht ohngefähr die Höhe eines Mannes und hat besonders in Absicht seiner Blüte etwas ähnliches mit unsern Rosen. Der Strauch ob er gleich in diesen Ländern zu Hause ist, wird ordentlich gebaut, und es sind obrigkeitliche Personen bestellt, die auf die Zurichtung und Sammlung der Blätter acht haben müssen. Der Thee an sich ist nicht allein nach den Provinzen worin er gebaut worden, sondern auch in Absicht der Zubereitung der Blätter ungemein von ein ander unterschieden, daher man so viele Sorten davon zu sehen bekömmt. Das Einsammlen der Blätter geschiehet im Frühling im Februar, März und April, zu drey verschiedenen Zeiten. Die erste Sammlung davon, geschiehet wenn die Blätter erst ausschlagen und nur erst einige Tage ausgebrochen sind. Aus diesen Blättern macht man den feinsten oder den eigentlichen Kayser- und Blumenthee, der aber gar nicht zu uns kommt, sondern nur zum Gebrauch des Kaysers nnd der Vornehmsten des Landes bestimmt ist. Die zweite Sammlung geschiehet zu Ende des Märzes. Bey dieser Sammlung machen sie vielerley Sorten, als den besten von den obersten, zartesten Blättern; die darauf folgenden Blätter geben die zweyte Sorte, die nächsten die dritte und die untersten Blätter die Schlechteste, von dieser zweiten Einsammlung. Die dritte Blättersammlung geschiehet zu Ende des Aprils, wovon sie wieder verschiedene Sorten eben so wie von der vorigen Sammlung machen. Hiervon gehet das allermeiste durch die Handlung zu uns nach Europa. Ob nun schon durch das Sartiren der Blätter und die Zeit in welcher sie gepflükt werden, viele Sorten Thee entstehen: so vermehren sie sich doch noch mehr in Absicht der Gegenden, wo der Thee gewachsen. Ueberhaupt liefern die

Blätter, so an den Spitzen der Aeste oder Reiser wachsen, den feinsten und besten Thee.

Nachdem die Blätter eingesammelt, so schreitet man sogleich zur Zubereitung derselben. Sie bringen nemlich, so bald sie eine hinlängliche Menge Blätter gesammlet, solche nach den Trockenhäusern worin eine Reihe Ofen und eine reihe Tafeln stehen, die beyde ohngefähr drey Fuß hoch sind. Die Ofen sind dergestalt mit einer glatten, ebenen eisernen Platte bedekt, daß kein Rauch an irgend einem Orte durchdringen kann. Die Tafeln sind dagegen mit eigentlich dazu verfertigten Matten belegt. In den Ofen wird ein kleines Kohlenfeuer in einer Kohlenpfanne gesetzt, welches man nach Belieben hinsetzen und wegnehmen kann. Die Platten werden dadurch so warm gemacht, daß ein Mensch die Hand füglich darauf leiden kann. Hierauf wird eine Quantität Blätter geschüttet und nach und nach erwärmet, bis die mehreste Feuchtigkeit davon verraucht, dann rollt sie der Arbeiter mit den flachen Händen, bis alle Feuchtigkeit verloren gegangen, er schüttet sie hierauf sogleich auf obenerwehnte Tafeln, wo sie ein anderer Arbeiter, auf eben die Weise mit den flachen Händen rollet, bis sie ganz kalt sind. Um das geschwinde Abkühlen, ohne welches die Blätter sonst nicht ihre schöne Farbe, Kraft und Krümmung behalten, zu befördern, stehet ein dritter Arbeiter dabey der beständig mit einem hölzernen Fächer kühle Luft darauf wehet.

Die gemeinen Leute in China pflegen ihren Thee nur obenhin in Pfannen oder Tiegeln zu trocknen. Die Japaner troknen ihren Thee, viel schärfer als die Chineser, weil sie ihren Aufguß nicht von ganzen, sondern gestoßenen Blättern machen.

Die Chineser machen von ihrem Thee überaus viel Sorten; als, Kayser-Thee, Blumen-Thee, Hysson-Thee, Pecco-Thee, Congo-Thee, Grünen-Thee, Thee-Bohe rc. In der That sind sie aber alle von einem Gewächse und eben dieselbigen Blätter, der Unterschied bestehet also blos in dem Alter der Blätter, dem Ort wo sie gewachsen, und der Behandlung womit sie getrocknet worden.

Hier

Hier in Europa begreiffen wir unter den beiden Hauptsorten, dem Grünen-Thee und dem Thee-Bohe, alle andere Arten, die uns die Chineser senden und rechnen sie entweder zu dem erstern oder letztern.

Der Unterschied der grünen Theesorten von dem Thee-Bohe ist

1) der grüne Thee ist von grünerer Farbe als der Thee-Bohe, der schwärzlich braun aussiehet.

2) das heiße Wasser wird vom grünen Thee grünlich und je grüner dieses wird, je frischer und besser ist der Thee. Dagegen

3) der Thee-Bohe dem heißen Wasser eine hochgelbe Farbe mittheilet.

4) der grüne Thee hat öfters einen violenhaften Geruch, der Thee Bohe aber riecht etwas rosenhaft

5) die Blätter des grünen Thees scheinen sorgfältiger gerollt und getroknet zu sein, dagegen der Thee-Bohe mit weniger Kunst und vielleicht nur in Pfannen getroknet ist.

An der Verwahrung des Thees ist überaus wiel gelegen, denn da er einen jeden Geruch und Geschmak leicht annimmt, so muß man ihn an einem troknen Orte vor der Luft und Feuchtigkeit bewahren. Die verschiedenen Arten Theebüchsen die man verschließen, und trokne, reine, gläsernen Flaschen die man zustopfen kann, sind die schiklichsten Gefäße zur Aufbewahrung des Thees.

Was die Kennzeichen der Güte des grünen Thees und des Thee-Bohe ꝛc. betrift, so hat man sich bey den vielen Sorten nicht an die Nahmen, noch andere Sortirungen, zu kehren, weil dabey viele Betrügereien vorgehen; sondern man versuche den Thee, nach seinem Geruch, Geschmack, Farbe, und der Tinktur die er dem heißem Wasser mittheilet. Insbesondere soll ein guter grüner Thee, möglichst frisch, schön grün aussehen, gut gekrümmte ganze Blätter haben und trocken sein, so daß man ihn allenfalls zwischen den Fingern zu Pulver reiben kann, angenehm und ohngefähr wie frisches Heu richen, wobey etwas violenhaftes mit unter zu spüren, im Kauen etwas bitterlich und zusammenziehend aber nicht wiederlich schmecken und der Aufguß von heißem siedendem Wasser grün aussehen. Siehet er gelb oder bräunlich aus, so ist er schon alt und das beste davon weg; und hat er einen Nebengeruch oder Nebengeschmack, so taugt er vollends gar nichts.

Der allerbeste Thee-Bohe muß kleinblättrig seyn, viele weiße Blumen haben und ein hochgelbes Wasser im Trinken geben; der langblättrige und ganz schwarze, der keine Blumen hat, auch im Trinken schwarzbraunes Wasser giebt, ist der schlechteste. Der Gebrauch des Thees ist bekannt, und die Zubereitung des Getränks davon, ob sie schon sehr einfach ist, doch verschieden. Schon die Chineser uud Japaner die ihn bauen, weichen darin von einander ab: die erstern machen einen Aufguß von den ganzen Blättern; dagegen die letztern, ehe sie das siedende Wasser aufgießen, den Thee zuvor zu Pulver reiben; ja einige Nationen der Tartern trinken ihn gar, anstatt des Zuckers, mit Salz vermischt.

Obgleich die Bereitung des Theetranks bey uns ungemein einfach scheint, so ist sie demohnerachtet doch auch sehr verschieden, so wohl in Absicht der Gewohnheit, als auch des Geschmacks dieses oder jenes Liebhabers.

1) Der gemeinste Weg ist, wenn man in eine eigentlich dazu verfertigte Theekanne etwas Thee wirft, nachdem selbige zuvor mit heißem Wasser ausgespület worden, und darauf die Kanne mit kochenden Wasser voll füllet, und nachgehends beydes zusammen einige Minuten ziehen, oder auf Kohlenfeuer stehen läßt, damit auf diese Weise die Kraft des Thees ausgezogen werde.

2) Die andere nicht so gemeine Weise der Zurichtung tung des Thees geschiehet durchs Kochen, besonders des Thee-Bohes, da man nehmlich nicht allein auf vorgedachte Art den Thee mit heißem Wasser übergiest, sondern ihn noch dazu in der Kanne über Kohlenfeuer oder über einer Lampe, zwey- oder dreymal wirklich aufsieden läßt. Dieses sind die beyden einfachsten Verfahrungsarten ohne Beimischung anderer Sachen.

3) Er wird aber auch von vielen mit Zusatz anderer Dinge zubereitet, welche in dieser oder jener Absicht zuge-

zugesetzt werden. Darunter gehören, der Anis, der Sternanis, Saßafrasholz, Fenchelsamen, Coriandersamen, Zimmet, Zitronenschaale, Süßholz, Wacholderbeeren, Saffran, Roßmarien, Vanille und andere mehr. Durch alle aber wird der reine Theegeschmack verdorben und bleibt kein reiner Thee, sondern vielmehr Arzneygetränk.

Um recht guten Theetrank zu haben, muß man nicht allein auf die höchste Reinlichkeit der Geschirre sehen, sondern auch suchen, das man das klarste reinste und leichteste Wasser, welches gar keine, oder doch so wenig als möglich fremde Bestandtheile besitzt, erhalte. Das aus stehenden Seen, oder das harte Brunnenwasser ist das unschiklichste dazu, am allerwenigsten dasjenige was einen fremden, multrigen oder andern Nebengeschmak hat. Hat man aber kein recht gutes Wasser, so rathe ich an, daß man es vorhero eine Zeitlang für sich allein kochen und eine Weile stehen laße, damit sich die darin enthaltenn Theile doch etwas zu Boden setzen, oder verfliegen können. Dann seige man es durch oder gieße es klar ab in einem andern Gefäße, laße es abermals kochen, und gebrauche es nun erst.

Ist man aber mit gutem Wasser versehen, so erhält der Theetrank, wenn man das Wasser zu lange hat kochen laßen, nicht den angenehmen Geschmak, als wenn man das Wasser beym ersten Aufsieden so gleich dazu gebraucht.

Diese Bemerkung, so geringe sie auch scheinen mag, will ich jedem Liebhaber des Theetrinkens empfehlen; wer einen feinen Geschmak hat, der wird auch von der Wahrheit desselben sich leicht überzeugen können.

Nach der Zubereitung des Thees, ist die Art und Weise ihn zu trinken nicht weniger verschieden. Einige trinken ihn so blos an sich, andere mit diesem oder jenen Zusatz. Die meisten trinken den Thee blos mit Zucker oder Zuckerkanti versüßt, andere mischen zu dem versüßten Thee noch Milch oder Sahne, auch wohl Mandelmilch, einige lösen den Zucker in dem

Thee

Thee auf, andere nehmen ihn blos in den Mund, manche essen dabey Semmel, Kuchenwerk, Zwieback ꝛc. Hin und wieder sind auch Liebhaber, die sich des Zitronenzuckers, Zimmetzuckers, der überzogenen Pommeranzen und Zitronenschaalen, auch wohl zur Versüßung des Thees, des Honigs oder auch des Fraumhaar Syrobs bedienen. Es sind auch nicht wenige die den Geschmak des Thees dadurch zu verbessern suchen, wenn sie anstatt der Milch einige Theelöffel voll recht guten, reinen, starken Franzbrandtwein, oder auch etwas rothen Wein unter den Thee gießen. Manche gießen auch wohl gar Ambraessenz mit darunter. Wer an solchen Veränderungen Belieben findet, kann sich dergleichen noch unendlich viel mehr ersinnen, indessen ist und bleibt ein reiner Theetrank immer unter allen das vorzüglichste.

Um Thee zu trinken, oder denselben fremden Gästen vorzusetzen, hat die Mode vielerley Geschirre zuwege gebracht. Zwar ist die Anzahl derselben nicht beträchtlich, aber der Abänderungen, die damit gemacht worden, sind unendlich viel: da hat man eigene Kessel das Wasser zu kochen, verschiedentliche Ofen, theils unbewegliche, theils bewegliche, und unter den letztern, welche, die so eingerichtet, daß man sie nicht allein in Häusern, sondern auch auf Reisen in Schiffen, ja wohl gar in Wagen und Schlitten gebrauchen kann. Ferner unterschiedentlich gestaltete Kohlenbecken und Gefäße, das vorräthige kochende Wasser zum Nachgießen heiß zu erhalten. Endlich Theekannen von Metall, Porcelain, gebrannter Erde ꝛc., Theetassen, Zuckerdosen, Theelöffel und dergleichen mehr.

Ich halte es nicht für unschicklich, so wie bey dem Kaffee, also auch hier, etwas von denenjenigen Gewächsen zu sagen, wodurch man den fremden Thee zu verdrängen, und dagegen manche einheimische Pflanze an dessen Stelle zu setzen, gesucht hat. Wir haben wirklich dergleichen Gewächse in Europa und in jedem Lande, die wenn sie mit eben so vieler Vorsicht, als wie die Chineser ihren Thee sammlen und zubereiten, gesammlet würden, den fremden Thee ganz entbehrlich machen

würden. Das Vorurtheil ist aber so groß, daß man wohl nicht hoffen darf, daß viele den Chinesischen Thee werden fahren lassen und dagegen sich eines Tranks oder Aufgusses von unsern Kräutern bedienen sollten. Demohnerachtet will ich doch nicht unterlassen einige unserer hiesigen Kräuter, die sich dazu schicken und von vielen anempfohlen worden, hier zu erwähnen. Der Thee, ob er gleich fast allen Kranken ohne Unterschied gereicht wird, hat doch manche schädliche Eigenschaft, die wir bey unsern Kräutern nicht zu befürchten haben oder doch vermeiden können.

1) Die erste Pflanze, die am meisten anstatt des Thees gebraucht worden, ist wohl der Ehrenpreis.

2) Die Preußelberblätter, diese sollen dem Theegeschmacke noch viel näher kommen.

3) Die Rosenstockblätter.

4) Die Hambuttenblätter.

5) Die Betonienblätter.

6) Die Nesselblätter.

7) Die Melissenblätter. Diese haben einen besonders lieblichen gewürzhaften, angenehmen Geschmack und den Zitronen-ähnlichen Geruch.

8) Die Salbeyenblätter.

9) Die Erdbeerblätter ꝛc. Letztere, da sie in Absicht der Heilkräfte mit dem Chinesischen Thee so viel ähnliches haben, könnte man aus diesem Grunde am besten bey Kranken anstatt desselben gebrauchen.

Wem es blos ums Theetrinken zu thun ist, dem möchte ich meines Erachtens, die Erbeerblätter, Preußelbeerblätter und Hambuttenblätter vor allen andern empfehlen.

Weil nun von unsern hiesigen Gewächsen, sich eins immer leichter als das andere mit heißem Wasser ausziehen läßt: so wird die Erfahrung einen bald lehren, ob man es blos brühend brauchen kann, oder ob man es muß kochen lassen; ob man des Wohlschmacks halber viel oder wenig nehme ꝛc.

Die sogenannten Schweizertheen und alle andere Sorten von zusammengesetzten Kräuter-Theen, die theils zur Wiederherstellung der Gesundheit, theils zur

Erhaltung derselben dienen, gehören nicht hieher und werden dahero mit Stillschweigen übergangen.

Von der Chocolate.

Die zu derselbigen gehörigen vorzüglichen Ingredienzien sind, die Kakaobohnen, Zucker, Vanille, Zimmet. Nelken, Ambra rc.

Die Kakaobohnen sind die Saamen einer den Gurken ähnlichen Frucht, eines mittelmäßig großen Baumes, der in verschiedenen Gegenden in Amerika in ziemlicher Anzahl wächst Die Frucht enthält gewöhnlich an fünf und zwanzig solcher Kerne.

Von den Bäumen hat man zwar nur eine Gattung, da aber demohnerachtet die Güte der Kakaobohnen doch so sehr verschieden ist, so muß diese Verschiedenheit wohl davon, nachdem sie in diesem oder jenem Lande gewachsen, oder nachdem der Baum auf diese oder jene Art behandelt, oder die Frucht bald mehr bald weniger reif oder getrocknet worden, herrühren. Vornehmlich kömmt es wohl am mehresten davon her, nach was für Art die Bohnen nach ihrer Einsammlung zum Schwitzen oder in die Röste gebracht worden.

In den Spanischen und Holländischen Kolonien geschiehet dieses unter einem gewissen Sande; in den französischen aber werden sie blos in Rohrblättern eingehüllt, zum Schwitzen gebracht, dahero auch vermuthlich die geringere Güte der letztern entstehet.

Es giebt im Handel fünferley Kakao, als den großen und kleinen Spanischen, den Holländischen und den großen und kleinen Französischen.

Die beyden erstern Sorten sind die besten, sie werden zum Theil daran erkannt, daß sie etwas mit einem dunkelfarbigen schimmernden Sande überzogen sind, wie denn auch die in der Masse befindlichen Kieselsteinchen von

von gelbbrauner Farbe sind. Die Holländische ist erhabener an Gestalt, und nicht so platt als die vorhergehende, die Schaalen sind mit einem aschfarbigen Staube überzogen, auch ist sie viel feiner und platter, und man findet wenig Holzsplitter und Kieselsteinchen darunter.

Diese Gattung, wenn sie drey bis vier Jahre an einem recht troknen Orte aufbewahret worden, giebt an Geschmak der Spanischen nichts nach. Alle drey Sorten sind mittelmäßig bitter, geschmakvoller und von angenehmern Geschmak, ob sie gleich trocken scheinen als die beste Französische, auch wird der Chocolatenteig von jener viel fester, als der von der leztern.

Wenn die Kakaobohnen wurmstichig sind, so ist es kein hinlänglicher Grund sie zu verwerfen, denn dieser Fehler findet sich öfters in den besten Bohnen, besonders da die Kakaobohnen nicht wie die Mandeln so leicht wurmstichig werden.

Die guten Kakaobohnen müssen inwendig eine violetblaue Farbe haben, wenn sie gut seyn sollen; diejenigen aber, die innerlich weiß sind, sind verdorben; gemeiniglich rührt dieses von der Nässe her, wodurch ihre Bestandtheile zerstört worden. Diesen Fehler trift man fast allein bey den Spanischen oder Karakischen Bohnen an. Die Französischen Kakaobohnen sind kleiner und runder als die karakischen oder Spanischen; ihre Schale ist fein, gleich und ohne erdigte Rinde, doch unterscheidet sich die beste Sorte davon durch die dunklere Farbe, und daß die besten Bohnen, wenn die Schale herunter ist, glatt und von dunklerer Farbe sind. Die Schale der schlechtern ist heller von Farbe, und der Kern selbst röthlich.

Vanille ist ein zweyter Bestandtheil der Chocolate. Sie ist eine kleine fast runde, etwas glatte, ungefähr sechs Zoll lange, nnd vier Linien breite, runzligte, rothgelblichte, weiche, fette, doch brechende Schote, eines in Westindien wachsenden windenartigen Gewächses. Das Aeußere siehet lederartig aus, das Mark ist rothgelblich mit unzählig kleinen gewürzhaften Saamen angefüllt, die einen angenehmen Geruch nach Peruanischem Balsam besitzen.

Man

Man hat davon dreyerley Sorten, als:

1) die von einer dickern, plattern und kürzern Schote.

2) die ächte, hat eine längere und dünnere Schote, und

3) eine, durchaus in allen Verhältnissen kleinere Schote, die auch Bastartvanille genannt wird.

Die zweyte ist die einzige ächte Vanille, die man anwenden soll. Die dritte Sorte hat weder Geruch noch Geschmak.

Die Vanille, so man zur Chocolate kauft, muß sich durch einen feinen durchdringenden Geruch zu erkennen geben, die Schoten müssen lang, ziemlich dik, schwer, voll, von gutem Geschmak, lebhaft angenehmen Geruch, von dunkelbrauner glänzender doch nicht spiegelnder Farbe, und nicht schimmlicht seyn. Wenn sie eine Zeitlang an einem warmen und feuchten Orte aufgehoben worden, so müssen sie mit sehr feinen Saltzblumen überzogen und gesprenkelt seyn, und dann ist es hohe Zeit, sie zum Gebrauche anzuwenden.

Des Zuckers als eines Hauptbestandtheils der Chocolate, wollen wir jetzt nicht weiter erwehnen, da wir in der Folge noch davon handeln werden, und also blos erinnern, daß man jederzeit nicht von dem Farin- oder Kochzucker, sondern so viel als möglich guten weißen Huthzucker zur Chocolate nehmen müsse.

Ambra wird häufig zur Chocolate mit gebraucht, da er aber sehr theuer ist, so laßen ihn die mehresten aus. Der beste graue Ambra, den man nehmen muß, hat, besonders der gereifte und aderigte, weißlichte, gelblichte oder schwarze Flecke. Der weiße aber und der schwarze sind ungemein viel schlechter.

Der übrigen Gewürze und Zuthaten als Zimmet, Nelken, Cardamom rc. zu der Chocolate, weil wir davon noch in der Folge etwas sagen werden, wollen wir aus dem Grunde übergehn, und mit der Bereitung der Chocolate selbst fortfahren

Es giebt eigentlich nur zweyerley Sorten Chocolate, die eine ohne allen andern Zusatz blos von Kakaoteig und Zucker, diese hat fast allgemein den Nahmen, Gesundsundheitschocolate erhalten, und die zweyte Sorte von Zucker, Kakaoteig, Vanille, Gewürzen ꝛc. Durch die unzähligen Veränderungen der Zuthaten kann man deswegen die Abarten der letztern bis ins unendliche vermehren.

Jetzt will ich nun die Bereitungsart der Chocolate anzeigen. Man glaube aber nicht, daß diejenige, so man in den Materialladen oder sonst kauft, vielweniger diejenige die um einen fast unglaublich geringen Preis zum Verkauf herumgetragen oder ausgeboten wird, mit eben der Sorgfalt, Reinlichkeit und von den besten Ingredienzien verfertigt worden sey, als ich hier anweisen werde. Denn da es nur dabey auf einen großen Absatz angesehen ist, so bekümmern sich die Verfertiger weder um Reinlichkeit noch um die Güte der Zuthat.

Die Indianer machen ihre Chocolate jetziger Zeit aus Kakao, Zucker, Vanille, Zimmet, Nelken, Anis und andern wohlriechenden Dingen, als Bisam, Ambra ꝛc. auch nehmen sie zuweilen Mandeln und Haselnüsse mit darunter. In Spanien bereitet man sie auf eben die Weise, und die Portugiesen folgen ihnen hierin nach. Die Art und Weise, wie man hier die Chocolate am besten zubereiten kann, ist folgende.

Sobald man eine Sorte Kakaobohnen, die man dazu zu nehmen willens ist, ausgesucht hat, so schüttet man sie in ein Sieb, dessen Löcher nicht so weit sind, daß die Bohnen durchfallen könnten.

Hierin werden sie gesiebt, damit der Staub, die Steinchen und alle Stücke der zerbrochenen Bohnen durchfallen und die Bohnen davon gereinigt werden, zugleich können auch die an einander klebenden, zerbrochen oder getrennt werden. Hierauf schwingt man alles was durchs Sieb gegangen ist, um allen Staub ꝛc. diesem Gemische heraus zu bringen; das in der Mulde übriggebliebene schüttet man auf einen Tisch und lieset die guten Kakaostükchen allesamt einzeln heraus, das übrige aber wirft man weg.

Diese vor dem Rösten ausgesuchte Kakaostücken sammlet man, und wenn deren genug vorhanden, kann man sie in einem oder dem andern Geschirre über gelin-

den

den Feuer so lange rösten, bis sie eine gelbliche Farbe bekommen haben. Wenn sie erkaltet, werden die weißlichen Stükchen davon ausgesucht und weggeworfen, weil sie untauglich sind, und die Chocolate verderben würden.

Man bringe dann diese ausgelesene Bohnen in einer reinen Pfanne, oder besser, in einer Trommel von Eisenblech, gleich denjenigen Trommeln, deren man sich zum Kaffeebrennen bedienet, übers Feuer. Hat man die Kakaobohnen in der Pfanne, so müssen sie beständig mit einem eisernen Spatel umgerührt werden, damit sie nicht hin und wieder verbrennen; bedienet man sich aber einer Trommel, welches viel bequemer ist, so muß solche beständig, damit sie durchgehends gleiche Hitze erhalten, herumgedrehet werden. In diesen Gefäßen röstet man die Bohnen so lange, bis sie eine braune ins schwärzliche fallende Farbe erhalten. Man schüttet sie dann in eine Mulde, setzt sie an die freie Luft und breitet sie darin aus. Dann schwinget man die Kakao nochmals, sowohl den Rauch und allen Staub, der sich an die Schalen gehangen hat, davon zu jagen, als auch die Berührung der freien Luft, damit die Bohnen desto geschwinder erkalten, zu bewerkstelligen.

Vier und zwanzig Stunden nach der Röstung schüttet man die Bohnen vor sich auf einen Tisch auf Papier, zerbricht und löset mit den Händen die Schalen von den Bohnen, und sondert letztere von den erstern ab. In Anstalten wo die Chocolate in großer Menge verfertigt wird, bewerkstelligt man das Zerbrechen der Schalen durch große Walzen von Buxbaumen Holz, und sondert die Schalen durchs Sieben von den Bohnen. Ist die Kakao auf diese Weise vorbereitet, so wird sie groblich gestoßen und zum Teige gemacht.

Man bedienet sich dazu eines Mörsels von Glockengut. Dieser muß so groß seyn, daß man die genommene Quantität gestoßener Kakaobohnen leicht darin bearbeiten kann. Diesen Mörsel setzt man auf einen Ofen oder Dreyfuß, oder auch auf aufgerichtete Mauersteine und erwärmt ihn, nebst der dazu gehörigen Mörselkeule vermittelst darunter gelegten brennenden Kohlen. Von den bereits zerstoßenen Bohnen wird eine der Größe des Mörsels verhältnißmäßige Menge hineingeworfen und so lange gestoßen und gerieben, bis daraus ein fließender feiner Teig wird, unter welchem, wenn man davon etwas auf einem reinen Papiere streicht, mit den Fingern, oder wenn man ihn mit der Zunge kostet, nicht die geringsten Körner zu bemerken seyn müssen.

Will man die Chocolate recht gut machen, so müssen die oben angezeigten, ausgesuchten und besonders gebrannten Kakaostükchen nicht mit unter die ganzen Bohnen genommen, sondern für sich alleine gerieben und zu einer schlechtern Sorte Chocolate angewandt werden. Es ist eben nicht nöthig, daß das Zerreiben des Kakaos zu einem Teige, in einem Mörsel geschehe, es kann diese Arbeit ebenfalls auf einer großen ebenen eisernen Platte, die auf einem Gestelle oder sonst befestigt, und durch untergesetztes Kohlenfeuer erwärmet worden, durchs Reiben mit einer metallenen oder hölzernen Walze eben so gut verrichtet werden.

Es trägt vieles zur Güte der Chocolate bey, daß die Kakaobohnen gleich anfangs mit starkem Feuer geröstet und geschwinde wieder abgekühlet werden, damit die Bestandtheile derselben nicht zersetzt werden, zumal da das Rösten ohnedem nichts weiter als die Trennung der Schaalen zu erleichtern, zur Absicht hat. Aus eben der Ursach daß die Bohnen nicht zu lange der Wirkung des Feuers ausgesetzt werden, muß man auch mit dem Reiben des Kakaos in dem Mörsel oder auf der Platte nicht säumen, sondern die Arbeit so geschwind als möglich zu beendigen suchen.

Wenn nun aller Kakao auf vorbeschriebene Weise zu Teig gemacht, in Formen oder auf zinnerne Tellern oder Schüsseln ꝛc. gegossen und erkaltet ist, so bereitet man daraus folgendergestalt die Chocolate.

Man erwärmt den Mörsel nebst seiner Keule, oder die Platte mit der Walze aufs neue, läßt darauf den Kakaokuchen zerfließen und wirft die dazu gehörige Menge gestoßenen Huthzucker dazu, reibt dieses Gemisch mit der Mörselkeule oder der hölzernen oder metallenen Walze so lange durcheinander, bis sich der Zucker mit dem Kakao wohl vereinigt hat und wieder flüßig geworden. Wann dieses geschehen, so bringt man alsdann den Zimmet, die Vanille, den Ambra oder was man alles dazu gebraucht, und in sehr feines Pulver verwandelt und durch ein Sieb geschlagen hat, dazu. Das ganze Gemische rühret man dann sorgfältig so lange durch einander, bis diese Pulver vertheilet und mit dem Teige wohl vereinigt sind.

Endlich theilet man die noch warme Masse in Halbe, Viertel oder Achtelpfundstücke, die man auf weißem Papier in Cylinder rollet, oder sie in runde Kuchen bildet, oder in Formen von weißem Blech thut, diese Formen aber gelinde auf den Tisch schlägt, bis die Chocolate geliefert und gleichsam ausgebreitet worden ist. In diesen Formen läßt man die Chocolate erkalten; sie verhärtet darin und nimmt eine harte Consistenz an; hieraus kann man sie wieder leicht bringen, entweder durch Klopfen an die Formen, oder durch wechselseitiges Drücken bald auf diesem bald auf jenem Ende. Die Chocolatentafeln wickelt man in weißes reines Papier und hebt sie an einem troknen Orte auf, weil sie sonst auf ihrer Oberfläche leicht schimmeln, wenn man sie an einem feuchten Orte aufbewahret.

Die Chocolate dauert verschiedene Jahre, und Kenner wollen der, so bereits ein halb Jahr alt ist, den Vorzug vor derjenigen so frisch gemacht worden, geben.

Bey der Mischung der Chocolate oder der dazu gehörigen Ingredienzien, muß man den Mörsel oder die Platte nicht wärmer machen, als daß man kaum die Hand daran leiden kann.

Anstatt der metallnen Platte kann man sich auch zum Reiben und Mischen des Kakaos, großer ebengemachter Steine bedienen, welche in manchem Betracht, den Metallnen Geräthschaften vorzuziehen, aber nur bey großen Anstalten anzuwenden sind

Der Zucker, den man zur Zusammensetzung der Chocolate bestimmt, muß weiß, trocken und ganz geruchlos seyn. Die Vanille schneidet man in kleine Stücken und stößt sie mit den Gewürzen rc. und auch wohl mit etwas Zucker klein, und siebt sie durch ein feines Sieb.

Nachdem nun jedes Verfahren bey der Fabrication

der

der Chocolate angezeigt worden, so will ich diesem noch verschiedene Zusammensetzungen derselben mit beifügen. Ein jeder kann diese alsdann befolgen, oder seine Chocolate nach seinem Geschmak oder Gutbefinden, durch Veränderung des Gewichts, seiner Ingredienzien, oder durch Zuthun mehrerer, oder durch Auslaßung anderer, verfertigen. Und da auf diese Weise so unzählich viele Sorten von Chocolate können gemacht werden, so ist hieraus einzusehen, wie leicht man mit der erkauften Chocolate kann hintergangen werden, zumahl wenn dazu ganz schlechter Kakao, Gewürze, schlechter oder wohl gar Farin oder anderer unreiner Zucker rc. genommen worden, oder auch um die Vanille und dergleichen zu ersparen, allerlei Mischungen und andere fremde Dinge darunter gemengt worden sind.

Wer indessen die Chocolate nicht selbst verfertigen kann und sie dahero kaufen muß, der sehe darauf daß sie nicht zu süß oder zu bitter, nicht stark gewürzt, wohlriechend, hart und trocken, und, wenn sie zerbrochen wird, braun von Farbe, mit untermengten weißen Pünkchen oder durchlaufenden weißen Striemchen sey. Man hält diejenige Chocolate, die diese Eigenschaften hat für die beste.

Vorhin hab ich gesagt, daß man unter Gesundheits-Chocolate blos dieienige verstehe die nur aus Kakaoteig und Zucker zusummengesetzt sey. Es sind aber andere die wieder diejenige worunter Gewürze und nur keine Vanille kömmt, darunter verstehen. Diesen Streit wollen wir denen Medicis überlassen und nur des Herrn Doctor Zückerts Gesundheitschocolate, die den gebührenden Vorzug verdienet, anführen.

Man nimmt dazu: zwey Pfund von dem zubereiteten Kakaoteige, zwey Pfund gestoßenen Zucker, zwey Loth Zimmet, zwey Quentchen Cardemom, zwey Quentchen Cubeben, und vier Loth gerösteten Reiß.

Den Kakaoteig und Zucker mischt man auf obige angezeigte Weise durcheinander, die Gewürze werden nebst dem Reiß zusammen gestoßen und durch ein Sieb geschlagen, und das Pulver, wenn die beyden ersten Stücke wohl vereinigt, darunter gemischt. Zuletzt schlägt man die Chocolate in Formen und läßt sie erkalten. Hiervon werden auf ein halb Quart Wasser oder Milch, ein bis zwey Loth, nachdem man die Chocolate stärker oder schwächer haben will, genommen.

Zu den übrigen Zusammensetzungen der Chocolate nimmt man gemeiniglich von den Kakaoteige und Zucker gleich viel, oder soll sie nicht so sehr austrocknen und vor der Luft und den Würmern besser verwahrt bleiben, von dem Zucker ein Viertel weniger in die Masse und setzt hernach das Fehlende des Zuckers beym Kochen der Chocolate hinzu.

Ordinaire Chocolate No. 1.

Ein Pfund Kakaoteig.
Ein Pfund gestoßenen Zucker.
Zwey Quentchen Zimmet.

Oder, No. 2.

Kakaoteig ein Pfund.
Zucker ein Pfund.
Zimmet ein Quentchen.
Vanille eine, zwey oder höchstens drey Schoten.

Oder, No. 3.

Kakaoteig ein Pfund.
Zucker ein Pfund.
Zimmet und Vanille von jedem ein Quentchen, grauen Ambra zehn Gran.

Oder eine andere, No. 4.

Kakaoteig ein Pfund.
Zucker acht und zwanzig Loth.
Zimmet.
Vanille und Ambra in gleicher Menge als in No. 3.

Oder, No. 5.

Kakaoteig ein Pfund.
Gepulverten Zucker ein Pfund.
— — Gewürznelken anderthalb Quentchen.

Oder, No. 6.

Kakaoteig ein Pfund und zwey Loth.
Gepulverten Zucker zwanzig Loth
Vanille anderthalb Schoten.
Grauen Ambra vier Gran.

Zim-

Zimmet drey Quentchen.

Oder, No. 7.

Kakaoteig ein Pfund.
Gepulverten Zucker ein Pfund.
Vanille anderthalb Schoten.
Zimmet ein Quentchen.
Gewürznelken und Cardemom von jedem ein halb Quentchen.

Dieses wären also nur einige Zusammensetzungen der Chocolate, woraus man sich eine auslesen und die seinige darnach verfertigen oder nach seinem Belieben verändern kann. Das Verfahren bey der Zusammenmischung ist bey allen gleich, nämlich daß der Kakaoteig zuerst mit dem gestoßenen Zucker zusammen geschüttet, in einem warmen Mörsel oder auf einer warmen Platte fließend gemacht und dann die andere Ingredienzien darunter gemischt und wohl durch ein ander gestoßen und endlich alles in Formen oder Kuchen abgetheilt werde.

Das Chocolatekochen, so einfach es an sich selbst und die Masse dazu schon zubereitet ist, erfordert gleichwohl, mehr Aufmerksamkeit als man glauben sollte.

Ob man gleich alle frisch bereitete Chocolate sogleich zum Getränk bereiten kann, so fällt dasselbe doch gleich besser aus, wenn die Chocolate selbst, schon ein halb Jahr alt geworden.

Die Verfertigung des Chocolategetränks geschiehet auf verschiedene Weise. Gewöhnlich wird sie mit Wasser oder Milch gekocht. Kommt nur letztere allein dazu, so wird der Trank zu dik, zu nahrhaft und zu unverdaulich. Dahero wenn man ein drittheil Milch und zwey drittheil Wasser nimmt: so wird die Chocolate dünner und viel angenehmer. Viele nehmen auch Wein dazu, allein der Trank wird davon zu hitzig und der Chocolatengeschmak verdorben.

Wenn der Chocolatetrank recht gut seyn soll, so rechnet man gemeiniglich zu zwölf Tassen ein Pfund Chocolate, welches Maaß aber von den mehresten überschritten wird, die viel mehr Wasser oder Milch dazu nehmen, als obige Anzahl Tassen, so daß viele auf ein Quart dieser Flüssigkeiten nur ein viertel Pfund Chocolate nehmen und dafür auf diese Quantität hinwiderum desto mehr oder vier bis sechs Eyerdotter anquerlen, um den Trank, der vielen Milch oder Wassers wegen, wieder etwas dick zu machen.

Ueberhaupt ist hierbey keine Regel zu beobachten; ein jeder richtet sich nach der Gewohnheit und seinem Geschmak.

Wenn man nun das zur Chocolate bestimmte Wasser oder Milch in einer Kanne abgemessen hat, so wirft man die Chocolate so wie sie ist, oder zerrieben oder zerstoßen hinein, daß sie zergehe, sobald sie über Kohlen oder recht heiße Asche, zerschmolzen ist und dik zu werden anfängt, so quirlet man das Gelbe von einem oder zwey Eyern darunter, setzt sie wieder auf gelindes Feuer und rührt sie gut mit dem Quirl um, man muß sie aber mit den Eyerdottern durchaus nicht kochen lassen.

Oder kocht man die Chocolate mit bloßem Wasser ganz allein, so bricht man sie in Stücken, schüttet sie in einen Chokolatentopf worin man schon die gehörige Menge Wasser gegossen hat. Sobald beides zu sieden anfängt, rükt man es ein wenig vom Feuer, quirlet die Flüssigkeit stark durch ein ander, setzt es wieder ans Feuer und läßt es sechs bis sieben Minuten lang almählig sieden und quirlet es nochmahls. Hat man diese Behandlung fünf bis sechs mahl wiederhohlet, so muß man die Chocolate noch zwey Stunden lang beym Feuer in solchem Grade der Wärme erhalten, daß sie zwar noch nicht, aber eben kochen anzufangen scheine, und von Zeit zu Zeit noch gequirllt werden, damit sich die Chocolate mit dem Wasser desto inniger verbinde.

Zwar wird diese Art zu kochen langweilig und unnöthig scheinen, wenn man aber diesen Chocolatentrank gegen einen andern, der nur obenhin in der Geschwindigkeit gemacht worden, kostet: so wird sich der Unterschied im Geschmacke bald entdecken laßen.

Am besten wird dieses Getränk, wenn es des Abends vorher bereitet worden, und die Nacht hindurch noch in

hei-

heißer Asche gestanden hat; den es ist zu bemerken, daß so fein auch immer die Chocolate gerieben seyn mag so schwer vereinigt sie sich doch mit dem Wasser, besonders wenn der nahrhafte Bestandtheil der Kakao noch unverletzt darin ist.

Will man die Chocolate zu Schaum machen, wodurch sie jedoch nicht kräftiger wird, so rühret man gestoßenen Zucker unter Eyweiß, läßt diese flüßige Vermischung zu einer festeren Consistenz eintrocknen, macht kleine Kugeln in der Größe von Haselnüssen daraus, wirft, sobald man die Chocolate trinken will, in den Chocolatentopf so viel dieser Kugeln, als man Tassen Flüßigkeit hat, quirllt stark, und gießt, sobald diese Kugeln zergangen sind, die Chocolate dergestalt aus, daß man den auf der Oberfläche des Tranks entstandenenen Schaum, mit dem Quirlstiel heraus zu bringen, helfen muß.

Man hat sich an der Chocolate von Kakaofrüchten nicht allein begnügt, sondern dieses Getränk auch aus andern Früchten zu machen bemühet. Zum Beispiel von den Früchten des Lindenbaums, von Welschen Nüssen, von Mandeln rc.

Ich will davon nur eins, nehmlich eine Chocolate von Mandeln hier anführen. Dieses Getränk nähret, erfrischt, stärkt und kann auch zu gleicher Zeit zur Delicatesse dienen. Man nimmt dazu ein Viertelpfund Mandeln, rößet sie in einem Tiegel oder einer eisernen Pfanne recht braun, wischt sie mit einem saubern Tuche rein ab, zerstößt sie in einem Mörsel recht klein, und quirllt sie hernach unter vier Maaß siedender Milch; nimmt ferner ein bis fünf Eyerdotter, in ein wenig kalte Milch besonders zerschlagen, läßt das vorige nochmals wieder aufsieden, hebt es ab und gießt beydes zusammen, quirllt es und schüttet ein weniggestoßene Nelken und Zimmet, und nach Belieben Zucker daran.

Außerdem daß man die Chocolate als ein Getränk gebraucht, hat man sie auch noch auf diese und jene veränderte Weise angewandt, und unterschiedliche andere Getränke und Speisen davon verfertigt, davon

von wir unter vielen andern nur einige anführen wollen, als;

Chocolatensuppe. In einem Löffel voll Butter röste man große Scheiben oder würflicht geschnittene Semmel, und lege solche in eine Schüssel, nimmt hierauf dreyviertheil Quart Milch, thut vier Loth Chocolate nebst etwas Zimmet daran, und läßt es aufkochen; zerklopft ferner das Gelbe von vier Eyern, schüttet es in die Milch und richtet es über die Semmelschnitte an, streuet Zimmet darauf, und setzt es ein wenig über Kohlen. Sobald es aber anfangen will zu kochen, nimmt man es herunter.

Chocolatenmus. Man läßt zwey Loth geriebene Chocolate mit zwey Loth Zucker, ein wenig Zimmet und ein viertel Quart Milch ein wenig sieden, läßt sodann alles wieder kalt werden und seiget es durch ein Tuch; alsdann zerklopft man vier ganze Eyer und von zwey andern Eyern das Gelbe, mit einem Löffel voll Rosenwasser, gießt die durchgeriebene Milch nach und nach daran und rührt es immerfort. Endlich schmieret man eine zinnerne Schüssel dünn mit Butter, schüttet das Angerührte darin, und stellet es auf eine Kohlenpfanne, oder auf einen Topf mit siedendem Wasser, welches jedoch immerfort sieden muß, thut auch wohl oberhalb etwas Gluth darüber, und läßt es allmählig ziehen. Wenn es dik zu werden anfängt, so ist der Mus fertig. Alsdann streuet man Zucker, Zimmet und klein geschnittene Zitronen darauf; oder wenn man es recht stark haben will, bestreuet man es oben mit Zucker und geriebener Chocolate.

Chocolatensauce. Man nehme ein Stük ausgewaschene Butter, zwey bis vier Eyerdotter, und anstatt Mehl, ein viertheil Pfund fein gestoßene und durchgesiebte Chocolate. Dieses alles wird in einer Pfanne gut durchknetet, und sodann mit Wein und ein ganz wenig Wasser zusammen abgerühret. Sollte es von der Chocolate nicht süß genug werden, so kann man noch ein wenig Zucker dazu thun. Diese Sauce kann man über einen Pudding, junge Hühner, Tauben rc. geben.

Cho-

Chocolatentortelettes. Man thue in einer Castrolle einen Eßlöffel voll Mehl, das Gelbe von sechs Eyern, etwas Zucker, zwey Tafeln geriebene Chocolate, ein wenig Zitronenschaale und ein Stük Zimmet, rühre dieses alles zusammen, mit guter Sahne, zu einer Creme recht klar, und auf dem Feuer gut ab, wenn er kalt ist, so schlage man von sechs Eyern das Weiße zu Schnee und mache es mit darunter, belege kleine Formchens mit Butterteig, und mache kleine Häufchen von der Masse darauf, nachdem wird es gitterig überflochten und ausgebacken.

Zuckerbrod von Chocolate. Zwey Tafeln Chocolate, ein viertel Pfund gestoßener, gesiebter feiner Zucker und vier Eyer werden mit einander wohl zusammen gerühret. Sodann schlägt man von acht Eyern das Weiße und vermischt es mit dem Zucker und der Chocolate; nimmt ein viertel Pfund Mehl, welches ein wenig auf dem Ofen getroknet worden, siebet es über den Zuckerbrodteig, rühret es, indem es durchfällt, darunter, damit alles gut durchmengt werde, bringt hernach die Zuckerbrodte in papierne Formen, siebt ein wenig feinen Zucker darüber, und läßt sie im Ofen backen.

Chocolatenkuchen. Zu vier und zwanzig bis dreyßig recht klein zerschlagenen Eyern, kann man ein halb Quart Milch rühren, beydes gut quirlen, es zusammen in einen zinnernen Napf schütten, und damit in einen Kessel mit kaltem Wasser setzen, worin das Wasser meistens so hoch als der Rand des Napfes stehet; alsdann muß man es übers Feuer setzen aber nicht zudecken, und wann es sich ein wenig zu erhärten anfängt, heraus nehmen, so läuft und ziehet es sich vollends zusammen, und wird ein rechter Eyerkäse. Dieses wird nun auf einen Durchschlag geschüttet, damit es rein abtreife, hernach in ein Geschirr gethan und klein gerühret, ferner ein halb Pfund gestoßene Mandeln, wie auch ein Pfund abgeklärte Butter, nebst vier und zwanzig Eyerdottern eine Stunde lang beständig nach einer Seite zu, wohl gerührt, alsdann ein halb Pfund Chocolate, nebst zwey Löffeln voll Zitronensaft und das Weiße von zwölf Eyern zu einem festen Schaum geschlagen und zu allerletzt

letzt ganz gemächlich dazu gerühret. Nachher muß man einen Boden oder Unterblat von Butterteig in einer Tortenpfanne in Bereitschaft halten, den Rand sauber umkräuseln, sodann das Umgerührte sogleich hinein thun und ihn backen laßen.

Chocolaten-Gäscht. Man läßt zwölf Loth Chocolate in einem guten Glase voll Wasser zergehn, setzt es auf ganz gelindes Feuer und rührt es beständig um. Wann die Chocolate gänzlich geschmolzen und zergangen, nimmt man sie vom Feuer, rührt sechs frische Eyerdotter darunter, gießt ein Quart gute Sahne dazu, wirft ein halb Pfund Zucker hinein und gießt alles zusammen in eine Terrine. Wenn der Zucker geschmolzen und die Sahne ausgekühlet ist, schlägt man die ganze Masse und nimmt nach und nach den Gäscht mit einer Schaumkelle in ein Sieb. Sollte es nicht gut schäumen, so hilft man sich durch den Zusatz des Weißen von einigen Eyern. Dieser Gäscht wird entweder in silbernen dazu gemachten Bechern, oder in Bechergläsern serviret. Um ihn zwey bis drey Stunden frisch zu erhalten, darf man ihn nur in durchlöchertem Bleche auf Eis setzen.

Chocolaten-Liqueur macht man auf vielerley Weise so wohl durchs Distiliren als durchs Aufgießen. Ersteres ist wegen der dazu erforderlichen Geräthschaften weitläuftiger und der Spiritus nimmt wenig oder nichts von dem Geschmak des Kakaos mit sich über den Helm, dahero wir dessen nicht erwehnen und nur eine einzige der letztern Art, die man durch den Aufguß bereitet, anführen. Es kann dazu genommen werden:

Zwey Quart starken Brandtwein, ein halb Quart reines Wasser, ein viertel Pfund zerriebene Chocolate, ein viertel Pfund gestoßenen Zucker. Dieses alles schüttet man zusammen in eine große Flasche oder Kolben, verbindet denselben mit einer Blase, worin, damit nicht aller Ausgang der Luft gehemmet werde und das Gefäß zerspringe, eine Nadel gestochen wird, und setzet es an einen Ort in gelinder Wärme. Man laße es so acht bis vierzehn Tage stehen, schüttele es täglich einige mahl um, und laße es nach Verfließung dieser Zeit, um es klar zu machen, durch ein Löschpapier laufen, so ist dann der Liqueur fertig.

Es

Es würden die vorgesetzten Gränzen überschritten werden, wenn noch mehrere Zubereitungen der Chocolate und des Kakaos angeführt werden sollten; es wird also diese Abhandlung um solchen Fehler zu vermeiden hiermit beschlossen. Indessen kann ich doch nicht zu warnen unterlaßen, daß man sich hüte wenn man Chocolate kauft, daß man nicht solche erhalte, die mit allerley wohlfeilern Dingen ver ischt sey; manche davon sind durch den Geschmak, andere aber dadurch nicht zu entdecken. Der gestoßene Reiß ist wohl noch eine der unschädlichsten aber auch der gemeinsten Sachen die zu diesem Betrug angewandt und benutzt werden. Viele Betrüger bedienen sich auch wohl des feinen Mehls in dieser Absicht; allein sie dürfen davon nicht zu viel nehmen, weil es leichter entdeckt werden kann. Ueberhaupt sollte man so leicht keine andere Chocolate kaufen, als von der man die Bestandtheile weiß, oder überzeugt ist, daß sie von gewissenhaften Leuten verfertigt worden sey.

Bei Fragen zur Produktsicherheit wenden Sie sich bitte an:
If you have any questions regarding product safety,
please contact:

Walter de Gruyter GmbH
Genthiner Straße 13
10785 Berlin
productsafety@degruyterbrill.com